DE L'INTERVENTION CHIRURGICALE

DANS LA

GROSSESSE EXTRA-UTÉRINE

PAR

Le Docteur Paul BULA-LAFONT

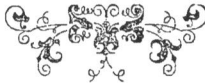

BORDEAUX

IMPRIMERIE Vᵛᶜ CADORET

17 — Rue Montméjan — 17

1891

DE L'INTERVENTION CHIRURGICALE

DANS LA

GROSSESSE EXTRA-UTÉRINE

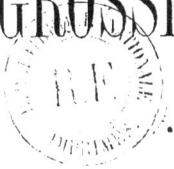

PAR

Le Docteur Paul BULA-LAFONT

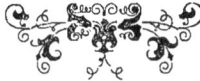

BORDEAU

IMPRIMERIE Vᵉ CADORET

17 — Rue Montméjan — 17

—

1891

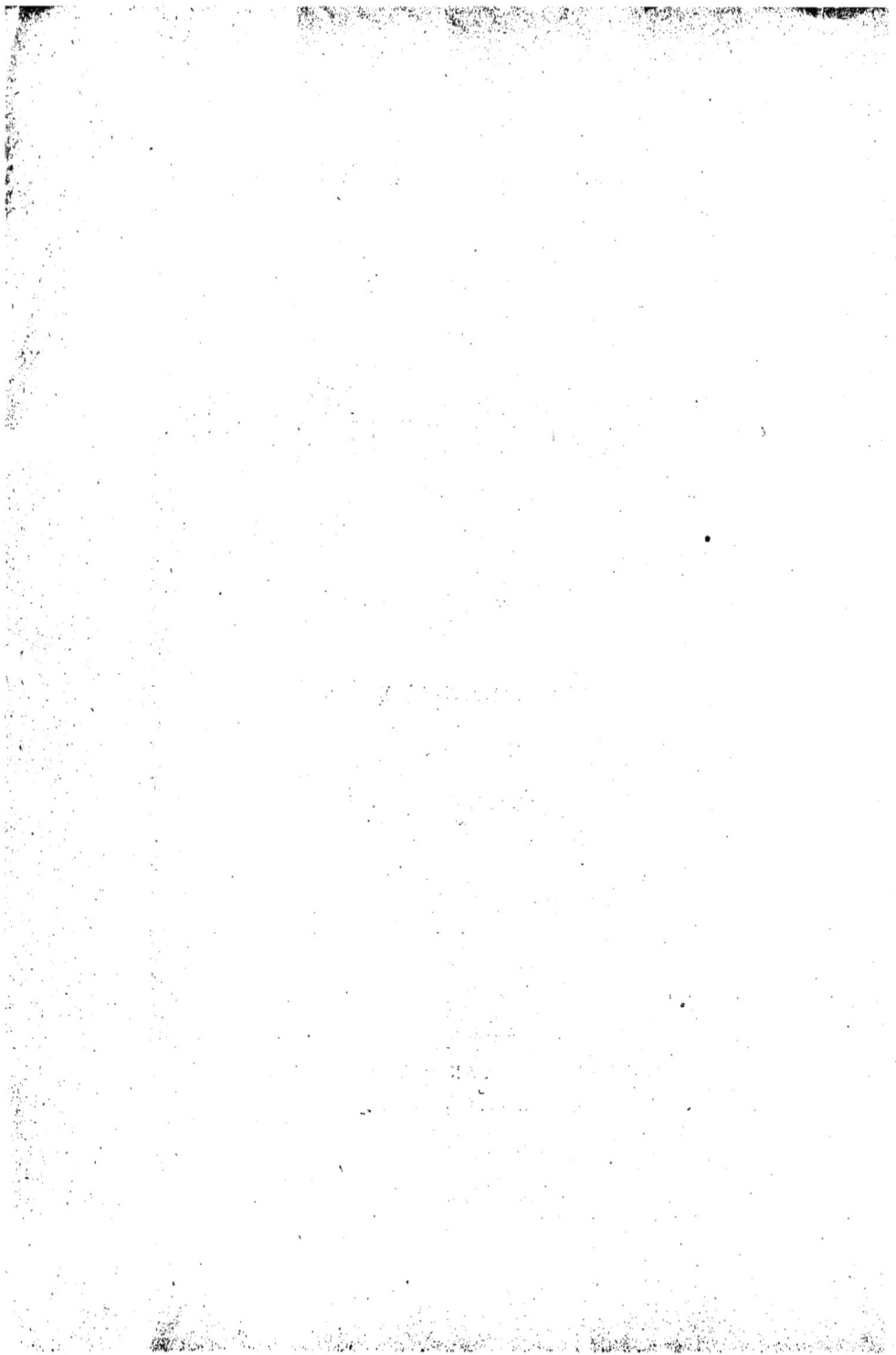

A LA MÉMOIRE DE MON PÈRE

—————

A MA MÈRE

—————

A MES FRÈRES

—————

A MES AMIS

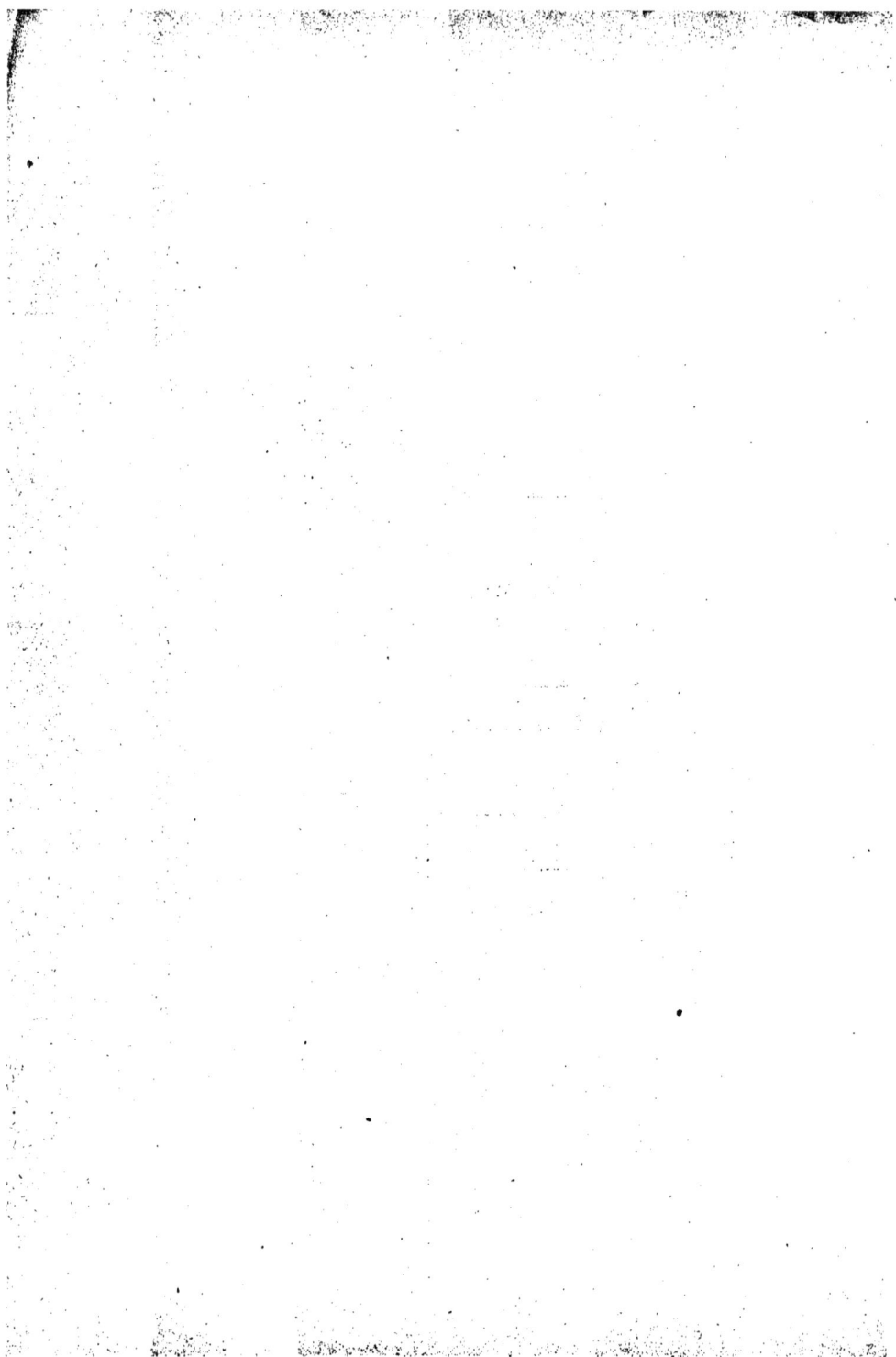

A mon Président de Thèse

MONSIEUR LE DOCTEUR DEMONS

Professeur de Clinique chirurgicale à la Faculté de Médecine de Bordeaux,
Chevalier de la Légion d'honneur, Officier d'Académie.

DE L'INTERVENTION CHIRURGICALE

DANS LA

GROSSESSE EXTRA-UTÉRINE

INTRODUCTION

Un cas dont nous avons été récemment témoin dans le service de M. le professeur Demons nous a inspiré l'idée de ce travail.

Il s'agissait d'une jeune femme atteinte de rupture au deuxième mois d'une grossesse extra-utérine. M. le professeur Demons n'hésita pas à intervenir, et quelques jours après cette malade, que nous avions vue presque moribonde, quittait la salle, pleine de santé.

Frappé du résultat obtenu, nous avons fait quelques recherches sur les cas analogues.

La rareté relative de ces cas ne nous a pas permis de rassembler d'observations personnelles, et nous avons dû nous contenter de celles parues dans les auteurs postérieurement aux derniers travaux d'ensemble faits sur la question. De l'étude de ces faits et des discussions récentes nous avons retiré quelques observations qui représenteront notre modeste contribution à l'étude d'une des conquêtes les plus intéressantes de la chirurgie actuelle.

Avant l'historique de l'intervention chirurgicale, nous

2 L.

ferons une étude rapide des terminaisons et complications de la grossesse extra-utérine. Les indications qu'elles fournissent à l'intervention chirurgicale seront discutées dans notre troisième chapitre que suivra un exposé succinct du manuel opératoire et de la technique propre à nos cas.

Que Monsieur le professeur Demons veuille bien accepter nos remerciements pour l'honneur qu'il nous fait en acceptant la présidence de notre thèse.

CHAPITRE I

Lorsque des circonstances que nous n'avons pas ici à déterminer arrêtent l'ovule dans sa migration de l'ovaire à l'utérus, il peut y avoir cependant fécondation de cet ovule par l'élément mâle, et développement d'une grossesse ectopique qui exposera la femme à une série d'accidents graves pour la plupart, que nous allons passer en revue dans la première partie de notre travail.

La grossesse extra-utérine est donc le développement de l'ovule fécondé en dehors de la cavité utérine.

L'arrêt de l'ovule et son développement peuvent se faire dans un des points quelconques qui séparent l'ovaire de la cavité utérine. C'est ainsi que l'on observe des grossesses ovariques (rares), tubo-ovariques, tubo-abdominales, tubo-utérines ou interstitielles et même abdominales primitives.

Enfin le fœtus peut se développer dans une corne utérine ; dans ce cas la grossesse peut être rapprochée de la grossesse ectopique, tant ses symptômes et sa marche diffèrent de ceux de la grossesse normale pour se rapprocher de ceux de la première.

Cette affection est assez rare ; si l'on se reporte aux chiffres de Braün et de Spath (1), on ne trouve que 5 cas de grossesse ectopique sur soixante mille femmes. Pasola donne un chiffre

---

(1) Bandl. Die Krankeiten der tuben, etc. *(Deutsche Chir.,* dief. 59, 1886).

bien plus fort; sur 1,565 grossesses examinées de 1883 à 1885 à la clinique de Florence, il en aurait trouvé 5 cas.

Chacune des variétés s'observe aussi avec des fréquences différentes : les grossesses tubaires proprement dites sont de beaucoup les moins rares. Sur 122 cas, Hennig (1) a trouvé que 77 fois l'œuf siégeait au milieu de la trompe, 8 fois dans son tiers externe, 5 fois dans son quart externe. Très rares sont les cas de grossesse tubo-utérine, développée dans le trajet intra-utérin de la trompe — (Baart de la Faille) (2). Cependant d'après Schültze, cette variété serait très fréquente et souvent méconnue; de nombreux avortements de prétendues grossesses normales ne reconnaîtraient pas d'autre origine.

La grossesse abdominale ou péritonéale est admise par tous les auteurs; pour Lawson Tait elle serait toujours secondaire à une rupture d'une grossesse d'abord tubaire.

Enfin, il est prouvé aujourd'hui qu'il peut y avoir des grossesses ovariques (Léopold, Spiegelberg, Burnier, etc.).

Le fœtus qui se développe normalement dans l'utérus trouve toujours autour de lui une poche musculaire qui se laisse distendre, qui s'hypertrophie même considérablement pour contenir dans son intérieur le nouvel être, l'isoler des organes voisins et assurer son existence grâce à l'établissement de la circulation placentaire. Rien de semblable dans la grossesse ectopique, qu'elle soit tubaire, ovarique ou abdominale : autour de l'embryon ne peut se rencontrer qu'un tissu mince, peu élastique (grossesse tubaire) : dans ce cas, dès que le fœtus aura pris quelque développement, la poche se laissera déchirer : rupture du kyste fœtal.

Si pour une raison ou pour une autre la rupture n'a pas lieu,

---

(1) Hennig. Die Krankeiten der Eileiter. und die Tubenschwangerschaft, 1876.
(2) Baart de la Faille. *Schmist's Iahrbuch*. Bd. 138, p. 190.

le fœtus mal nourri, comprimé, gêné dans son développement mourra : dès lors la mère sera exposée à toute une série d'accidents dus à la rétention fœtale.

Nous aurons donc à passer très rapidement en revue les accidents dus à :

1° La rupture du kyste ;

2° La rétention du fœtus.

1° La rupture du kyste est l'accident le plus grave et le plus fréquent de la grossesse ectopique. C'est la terminaison le plus souvent observée de la grossesse tubaire ; elle a lieu le plus souvent de bonne heure. Sur 45 cas examinés à ce point de vue par Hecker (1), elle s'était faite 26 fois pendant les deux premiers mois, 11 fois le troisième, 7 fois le quatrième et 1 fois le cinquième. La rupture de la trompe se fait généralement dans le péritoine et cause la variété d'hématocèle foudroyante que Barnes a appelée *cataclysmique*. Si elle se fait dans l'épaisseur du ligament large, elle constitue la variété d'hématocèle extra-péritonéale. Si la femme ne succombe pas à l'hémorragie abondante qui se fait à ce moment, elle garde une hématocèle qui, à la vérité, peut se résorber au bout d'un temps parfois fort long, mais qui expose longtemps la femme à d'innombrables et sérieux dangers de suppuration, de péritonite, de perforation dans l'intestin, le vagin.

Souvent aussi la femme qui a résisté à une première hémorragie succombe quelques jours, quelques mois plus tard sous le coup de nouvelles pertes sanguines dues la plupart du temps à la déchirure d'adhérences ; nous rapportons quelques observations de ce genre ; enfin elle peut être enlevée au bout d'un temps variable par l'anémie profonde dans laquelle l'a plongée une première hémorragie.

---

(1) Hecker. *Monatsch fur Gyn.* Berlin, 1859.

Si la femme n'est pas enlevée par l'hémorragie, elle est souvent enlevée par une péritonite aiguë consécutive à la rupture
et à l'irruption du sang dans le péritoine.

Enfin, si elle résiste à l'hémorragie et si elle évite la péritonite, elle reste exposée aux dangers d'une grossesse secondaire
(si le fœtus ne meurt pas en ce moment) ou à ceux de la
rétention fœtale que nous allons passer en revue.

Maygrier donne un tableau de trente-six cas de rupture ter-
minés par la mort. Sur ces trente-six cas, neuf fois la mort a
été foudroyante; dans tous les autres la mort n'est survenue
qu'après un laps de temps qui a varié de quelques heures à un
ou plusieurs jours. C'est là une considération importante qui
ne doit pas être négligée au point de vue du pronostic. Elle
montre, en effet, que le plus souvent une intervention prompte
et énergique est possible; mais elle impose au chirurgien la
nécessité d'agir rapidement, s'il ne veut pas arriver trop tard.

2° A partir du moment où le fœtus a succombé, la grossesse
entre dans une phase nouvelle qui n'est pas exempte de dangers. Le péril de rupture est à peu près complètement écarté,
mais la femme est désormais exposée à toute une série de dangers qu'entraîne la présence d'un corps étranger au sein de
l'organisme.

Deux modes de terminaison sont possibles : dans le premier,
la rétention reste silencieuse; le fœtus subit une régression
particulière et séjourne au sein des tissus pendant la vie de la
femme, sans jamais troubler sa santé. Il est difficile de préciser
la fréquence d'un pareil dénouement, étant donné la difficulté
du diagnostic de la grossesse ectopique au début; il est probable cependant qu'elle est assez fréquente. Dans ce cas, le fœtus
se momifie, passe à l'état de *lithopédion* (1) ou est complète-

---

(1) Mme Sarraute. Th. Paris, 1884.

ment résorbé. La transformation calcaire n'est pas elle-même exempte de dangers (déchirures d'adhérences, péritonite, etc.). L'on trouvera dans les observations que nous rapportons plus loin deux cas de laparotomie pratiquée pour des grossesses ectopiques remontant l'une à dix ans, l'autre à sept.

Mais les choses ne se passent pas toujours ainsi et les accidents les plus graves peuvent survenir sans rupture du kyste. C'est souvent après des mois ou des années que ces accidents éclatent; ils ont le plus souvent pour origine la putréfaction du fœtus qui à son tour amène une péritonite circonscrite ou généralisée ou de la septicémie. Parfois le kyste usé par la suppuration se laisse perforer, verse son contenu dans le péritoine et la mort survient rapidement. Plus rarement, il se fait dans l'intérieur de ces kystes fœtaux une accumulation de liquide considérable; on peut avoir alors de vrais phénomènes d'obstruction intestinale par compression.

Nous venons de voir que le kyste fœtal suppuré peut s'ouvrir dans la cavité péritonéale et entraîner la mort rapidement. Mais, comme toutes les collections purulentes, il peut aussi s'ouvrir dans toutes les cavités avec lesquelles il est en rapport, (paroi abdominale, intestin, vagin).

L'ouverture à la paroi est relativement fréquente : sur 248 cas, Parry l'a relevée 40 fois avec 10 décès, 25 0/0. Cette issue offre donc encore quelques chances de guérison spontanée. L'ouverture du kyste a pu se faire dans les parties du tube digestif sous diaphragmatique (estomac, intestin grêle, gros intestin, mais surtout rectum); ce mode de terminaison a été relevé 65 fois sur ses 148 cas (26 0/0) avec 34 0/0 de décès.

L'ouverture dans l'utérus a été notée une fois avec une mort (Galabin), dans la vessie avec des résultats variables, le vagin (7 0/0) pronostic favorable.

En résumé, dans la première moitié de la grossesse, dangers

de rupture (hémorragie foudroyante, péritonite); dans la deuxième moitié, dangers de rétention (suppuration du kyste, ouverture dans le voisinage, etc., etc)., dangers considérables, si l'on s'en rapporte à la statistique de Parry. Sur 500 cas qu'il a relevés, 499 fois le sort de la femme est indiqué; 336 fois elle a succombé, 163 fois elle a guéri, ce qui donne une mortalité générale de 62 0/0; il s'agit bien entendu de grossesses contre lesquelles aucune intervention chirurgicale n'a été dirigée. Ces chiffres parlent assez éloquemment par eux-mêmes et démontrent plus clairement que tous les développements inutiles la nécessité pour le chirurgien de se déterminer de bonne heure à employer un des moyens curatifs de cette affection, dont nous allons maintenant étudier le traitement.

CHAPITRE II

Nous venons, jetant un rapide coup d'œil sur l'histoire de la grossesse ectopique, de voir à combien de dangers sont exposées les femmes qui en sont atteintes, à toutes les périodes de l'évolution de la maladie : danger d'hémorragie mortelle à la première période ; danger de péritonite et de septicémie à la seconde ; danger de suppuration interne et de compression alors même que la tumeur fœtale est depuis longtemps transformée en un reliquat inerte en apparence. Werth (1) a donc pu avec raison avancer que la grossesse extra-utérine devait être considérée comme un néoplasme malin et traitée comme telle. La doctrine qui tend à s'imposer aujourd'hui et que l'on retrouve nettement exposée par la plupart des auteurs anglais, allemands et américains est ainsi formulée par M. Pozzi : « La question thérapeutique, au point de vue des indications, » est très simplifiée ; elle se réduit, en définitive, à une ques- » tion d'opportunité opératoire et à une question de technique » pour l'extirpation du fœtus ».

Si la connaissance plus exacte du diagnostic et la bénignité relative actuelle de la laparotomie peuvent autoriser un pareil langage, il n'en était pas de même il n'y a que quelques années et jusqu'à l'avènement de l'antisepsie, la chirurgie, forcément prudente, mais trop souvent impuissante, a dû recourir à des moyens moins radicaux contre la grossesse extra-utérine ou

---

(1) Werth. Beitz. zür opération Behandlung der Extrauterinschwang, Stuttgard, 1887.

3 L.

ses complications. C'est ainsi qu'on a vu naître un certain nombre de procédés dont nous allons parler rapidement et qui avaient pour but de provoquer la mort du fœtus aussitôt que le diagnostic avait pu être porté avec quelque certitude. De tous ces moyens, un seul est encore employé aujourd'hui ; c'est le traitement par l'électricité ; mais ce dernier comme les autres, après avoir tué le fœtus, le laisse dans la cavité abdominale et la malade n'en reste pas moins exposée, comme par le passé, à des dangers formidables sur lesquels il est inutile de revenir, si bien que le chirurgien a été souvent obligé d'intervenir par la laparotomie pour débarrasser les malades des fœtus tués par l'un quelconque des moyens qui vont suivre :

Von Rigten (1) a proposé de soumettre la femme à une sorte de *curafamis,* en administrant quotidiennement du sel de Glauber et des pilules de seigle ergoté. Il a publié une observation où il croit avoir obtenu un succès. Mais l'on sait aujourd'hui que détériorer l'organisme matériel est une entreprise hasardée et la plupart du temps inefficace.

La femme s'épuise, mais comme par une sorte de fait exprès le fœtus n'en prospère que davantage. C'est ce qu'ont démontré jusqu'à l'évidence les tentatives de réduction du fœtus dans les cas de rétrécissement du bassin par la *diète, les saignées, les frictions mercurielles, l'iodure de potassium.* Tous ces moyens ont été aussi employés avec un succès complet dans la grossesse ectopique.

Quant à ce qui concerne le seigle ergoté, il ne peut évidemment exercer aucune action dans la grossesse extra-utérine, il est donc tout à fait irrationnel de baser ses espérances sur son administration.

---

(1) Rigten. *New Zeitschr fur Geb.* 1840, 206.

Janvrin (1) a pratiqué dans un cas des injections hypodermiques d'ergotine, et pense que l'élimination du fœtus qui eut
lieu par l'intestin fut hâtée par leur emploi. Cet auteur lui-
même ne paraît pas avoir eu grande confiance en ce procédé,
car nous trouverons de lui, en 1881, un mémoire sur le traitement de la grossesse ectopique, dans lequel, rejetant tous les
traitements médicaux comme impuissants, il se prononce très
carrément pour l'intervention chirurgicale *hâtive*, entreprise
dès que le diagnostic a pu être porté sans attendre l'apparition
des premiers accidents.

A côté de ces procédés impuissants nous en trouvons un
autre qui tout récemment encore a été préconisé à l'étranger,
aussi nous arrêtera-t-il un instant. En 1863, Joulin (thèse
d'agrégation) proposa de tuer le fœtus en injectant directement
dans le kyste une substance narcotique telle que l'atropine ou
de la strychnine à l'aide d'une ponction capillaire pratiquée avec
la seringue de Pravaz. Cette idée fut recueillie et mise à exécu-
tion une année plus tard par Friedreich (2) de Heidelberg, qui
employa les injections intra-kystiques de morphine avec succès.
Kœberlé (3), Tarnier (4) usèrent du même procédé, mais
tandis que la malade du premier se rétablit, celle de Tarnier fut
prise, à la suite de la mort du fœtus, d'accidents graves qui
nécessitèrent une laparotomie à la suite de laquelle la malade
succomba. En 1886, dans sa thèse d'agrégation, M. Maygrier
pouvait réunir six cas analogues; les deux que nous venons
de citer, ceux de Cohen, Cohnstein, Rennert, un nouveau de
Friedreich. Sur ces six cas la mort du fœtus aurait été
obtenue dans tous, et la guérison définitive dans cinq sur six.

---

(1) Janvrin. *Americ. J. of obst.*, nov. 1874, p. 632.

(2) Friedreich. *Virchows abhandl.* 29, 1864.

(3) Kœberlé. Thèse de Keller, 1872, p. 57.

(4) Fourrier. *Bull. général de thérap.*, 1874.

Depuis, 4 cas nouveaux ont été publiés par Gossmann (1), Winckel (2), Meyer (3), Duncan (4). Winckel affirme connaître 9 succès avérés par ce moyen. Mais Meyer à la suite de son application, observa des accidents graves d'hémorragie, de septicémie et de perforation d'une anse intestinale. Duncan eut à enregistrer un cas de mort.

Ce moyen séduisant par sa simplicité est loin de mettre à l'abri d'accidents mortels ; il doit céder le pas à la laparotomie qui, dans tous les cas où le premier peut être efficace (début de la grossesse), n'offre presque aucune gravité entre les mains d'un chirurgien expérimenté.

Toujours dans le but de tuer le fœtus au début de la grossesse, Basedow en 1836, conseilla de faire la paracentèse du sac à travers la paroi abdominale et d'évacuer le liquide amniotique. Plus tard Simpson, et Braxton Hicks pratiquèrent cette même opération par le cul-de-sac vaginal, le premier chez une femme enceinte de six mois, le second pour une grossesse de trois mois et demi. Les deux malades moururent l'une de péritonite, l'autre d'hémorragie interne. Malgré ces deux insuccès, la ponction a été répétée un certain nombre de fois ; elle a été effectuée de diverses manières : tantôt par la paroi abdominale, tantôt par le vagin ou le rectum. La ponction du kyste, quelle que soit la méthode employée, n'a donné que de mauvais résultats. Sans entrer dans le détail, nous nous contenterons de rappeler que Maygrier (1886) trouvait que sur 12 cas où l'on avait fait la ponction, il y avait eu quatre guérisons (Tanner, Greenhalgh, Martin, Freünd) et huit morts (Simpson, Braxton Hicks, Duncan, Rauth, Bar-

---

(1) Gossmann, *Münchner med. Woch.*, 1888, n° 50.
(2) Winckel, *Congr. des gyn. all.* Fribourg, 1889.
(3) Meyer, *Zeitschr., fur geb. ünd. gyn.*, 1888.
(4) St-Barth. *Hosp. Report*, 1883, p. 27.

four, Thomas, 3 cas). Le chiffre de la mortalité consécutive à cette opération est donc considérable (66 environ pour 100).

De même des ponctions exploratrices pratiquées à une époque avancée de la grossesse ont donné des résultats défavorables. Hutchinson (1), Simpson (2), ont rapporté des cas de mort par péritonite, et ces faits ont amené Harris (3) à conclure que lorsque une ponction exploratrice venait à démontrer l'existence du liquide amniotique dans une tumeur, il fallait être prêt à opérer sur le champ.

Cette méthode est déconseillée par la plupart des accoucheurs et doit être rejetée.

Nous ne citons que pour mémoire le traitement de la grossesse ectopique par la *compression de la tumeur*. Ce moyen a été proposé par le Dᵣ Malin (4) qui veut employer à cet effet des sacs remplis de sable dont on augmenterait successivement le poids. Cette méthode n'a donné aucun résultat; de nombreuses objections pourraient lui être faites, mais nous n'avons pas à insister. Elle n'a qu'une valeur historique; c'est à ce seul titre que nous la citons.

P. Dubois aurait été le premier à se servir de l'*électricité*. Elle a été employée suivant divers procédés : l'électro-puncture, la galvanisation, la faradisation. C'est cette dernière qui paraît être exclusivement en usage aujourd'hui. C'est Bachetti, de Pise, qui employa pour la première fois en 1852 cette méthode; il s'agissait d'une grossesse de 3 mois. Le procédé employé fut l'électro-puncture. Après une seule séance de cinq minutes la tumeur diminua peu à peu et la femme guérit. Un peu plus tard, Braxton Hicks, dans l'observation que nous avons rappelée

---

(1) Hutchinson. *The Lancet*, 1873, p. 74.
(2) Simpson. *Edimb. med. j.*, 1877, p. 647.
(3) Harris. *Arch. de Tocologie*, 1880, p. 101.
(4) Malin. Rusl. Magaz, t. 50, p. 541.

à propos de la ponction, essaya tout d'abord sans succès aucun l'électricité appliquée sur la paroi abdominale.

En 1862, Duchenne, de Boulogne (1), aurait déclaré que de toutes les manières de tuer le fœtus par l'électricité, la décharge d'une batterie électrique devait être la plus sûre.

Plus tard, Duchenne condamna tout emploi de l'électricité dans la grossesse extra-utérine comme inutile et dangereux (Bernutz) (2).

Après un long silence, l'électricité fut remise en honneur par Garrigues (3), qui rapporta huit cas traités et guéris par l'électricité (1883). Depuis ce travail, de nouvelles observations ont été publiées en Amérique et enregistrent toutes des succès, tels sont les faits de Rackwell de Sibbald (4), de Bozeman (5), de Cooks (6) et le cas de Mann (7). Brothers (8) a rassemblé 43 cas plus ou moins avérés de grossesse ectopique traités par les courants faradiques; il y a eu parmi eux deux morts et quatre accidents. A la Société obstétricale de Moscou, plusieurs cas de guérison ont été cités : un par Kalabine, un par Warneck, deux par Netzwetrky (9). Janvrin a rapporté un cas de mort après trois jours d'électrisation. Cette méthode n'est donc pas exempte de dangers; outre qu'elle provoque la temporisation en face d'une lésion menaçante, elle peut amener elle-même des contractions tubaires et la rupture.

Il est, par ailleurs, difficile de se faire une idée exacte de son

---

(1) Lesouef. Th. Paris, 1862.
(2) Bernutz. *Gaz. obst.*, 5 février 1857.
(3) Garrigues. *Trans. of the Amer. Gyn. Soc.*, Phil., 1883.
(4) Sibbald. *Bost. med. j.*, 27 nov. 1884.
(5) Bozeman. *N. York. med. j.*, 1884, p. 689.
(6) Cooks. *Med. Record.*, 1885, n° 3.
(7) Mann. *Loco citato.*
(8) Brothers. *Med. News.*, juillet 1885.
(9) Netzwetrky. *Ann. de gynéc.*, 1890, p. 13.

efficacité, tout contrôle de l'exactitude des diagnostics étant impossible, et la plupart des observations étant publiées par des praticiens dont l'autorité n'est pas établie (Tuttle).

L'électricité est cependant conseillée encore aujourd'hui par de nombreux chirurgiens; en septembre 1890, à la Société Gynécologique américaine de Buffalo, son application a tour à tour été recommandée par Mann, Skene Brooklyn, Wilson de Baltimore, Kelly, Buckmaster, qui rapportent un ou plusieurs cas de guérison, etc.

Gastrotomie. L'extraction du fœtus avec ou sans le sac par la laparotomie ou l'élytrotomie est le traitement qui s'impose à l'exclusion de tout autre, d'après de nombreux chirurgiens. L'idée d'ouvrir l'abdomen pour aller à la recherche d'un fœtus en ectopie remonte à une date assez éloignée, puisque le premier cas de gastrotomie est celui de Primerose (1595). L'opération fut faite à *Bordeaux* avec succès.

Trois ans après un autre cas heureux était signalé par Plater (1597). Il se passa ensuite plus d'un siècle avant qu'une opération nouvelle vînt s'ajouter aux deux précédentes, et ce n'est qu'en 1714 que Calvo rapporta à l'Académie des Sciences un troisième cas de gastrotomie.

Il s'en produisit encore quelques-uns pendant les années suivantes :

A partir de la fin du XVIII° siècle, la gastrotomie devint l'objet de l'attention des vieux accoucheurs français. Levret (Manuel d'accouchement, p. 60) propose de faire l'opération césarienne dans le cas où « l'enfant se serait formé hors de la matrice et où il serait parvenu jusqu'au terme sans avoir perdu la vie ».

Sabatier, sans condamner absolument l'opération, la déconseille cependant: il redoute l'hémorragie, les difficultés d'extraction du fœtus, la difficulté de l'écoulement des liqui-des (1).

En 1816, Gardien (2) rapporte deux observations de gastro-tomie faite pour grossesse à terme.

Il conseille de ne pas enlever le placenta. Baudelocque par-tageait exactement cette opinion ; après lui Dubois, Désor-meaux ; ils conseillent de s'abstenir de toucher au placenta après l'extraction de l'enfant, d'abandonner son expulsion à la nature.

Heim en 1807 (3) conseille la gastrotomie et la pratique lui-même.

Dans le Dictionnaire en 30 volumes, Velpeau pose carré-ment la question de l'intervention et la conseille en termes que ne désavoueraient pas les plus audacieux des chirurgiens actuels : « Je pense, avec Désormeaux, que si on avait recours de bonne heure à la gastrotomie, lorsque le cortège formi-dable des symptômes inflammatoires n'est pas encore déve-loppé, avant que la péritonite ne constitue par elle-même une maladie mortelle, on sauverait un grand nombre de malades ».

Avec Gerdy (4) se fait une forte réaction ; dans un rapport qu'il fit à l'Académie des Sciences à propos d'une gastrotomie faite par M. Mathieu, il n'admettait l'opération que lorsque la vie était directement menacée. « J'aime mieux, disait-il, quand je ne puis sauver une malheureuse, la laisser mourir que la tuer ».

Delpech (5) condamne l'opération comme Gerdy, mais il fait de sages réserves pour l'avenir, et prévoit que peut-être plus

(1) Sabatier. Médecine opératoire, 1796, 341.

(2) Gardien. Traité d'accouchement, p. 517, t. I.

(3) Heim. Rust, Magaz, f. die ges. Heitkund, 1813.

(4) Gerdy. *Arch. génér. de méd.*, VI.

(5) Delpech. Des mal. chirurg., 1816, 175.

tard l'opération deviendra possible, lorsqu'elle sera moins meurtrière.

Kiwisch se prononce nettement pour l'opération; il faut y avoir recours aussitôt que des symptômes alarmants apparaissent ou que les douleurs du travail commencent. Si les jours de la mère sont en danger, l'opération est indiquée à la trentième ou trente-sixième semaine.

C'est la première fois que la laparotomie est proposée avant le terme de la grossesse. Les auteurs classiques : Cazeaux, Joulin, Nœgelé, Klobb se rangent à l'avis des auteurs précédents, il faut opérer à terme. Il n'est encore que rarement question des interventions durant le cours de la grossesse.

Mais bientôt la question apparaît plus complexe; le diagnostic étant fait plus tôt, les complications de la grossesse ectopique étant mieux connues et la gastrotomie grâce à l'antisepsie devenant moins meurtrière, les chirurgiens ont fait la laparotomie avant la fin de la grossesse, et bientôt l'on s'est demandé à quelle époque il convenait le mieux d'opérer. Chacun est venu pièces en mains déclarer qu'il fallait intervenir dans la première ou dans la deuxième moitié de la grossesse, que l'on ne devait opérer qu'après la mort du fœtus, ou que la vie du fœtus (destiné à succomber dans la plupart des cas) ne devait pas entrer en ligne de compte pour juger de l'opportunité opératoire : autant de questions qui divisent les chirurgiens et qui sont encore loin d'être complètement résolues. Cependant l'accord semble devoir se faire dans un avenir peu éloigné; car nous verrons les chirurgiens actuels ne plus reculer devant l'opération pratiquée de bonne heure; certains même affirment que l'on doit intervenir le plus tôt possible, aussitôt le diagnostic posé, sans attendre les accidents. C'est là, nous en sommes convaincu, l'opinion à laquelle tous les gynécologistes se rallieront, lorsqu'il leur sera démontré par des

4 L.

statistiques suffisamment étudiées qu'une pareille conduite fait courir à leur malade moins de danger qu'une temporisation trop souvent conseillée.

L'idée d'enlever le sac (avant le terme de la grossesse) par une laparotomie a été émise depuis longtemps par Heim, Osiander, Josephi et Zang. Elle a été pratiquée de nouveau en Angleterre par Brown, Routh, Playfair, Meadows; en Amérique par Darby. Tous ces auteurs, cités par Maygrier, sont d'avis de pratiquer la gastrotomie et d'enlever le sac avant que la rupture ne survienne. En 1886, la question fut soulevée au Congrès de Copenhague et Werth (1) à la même époque exprime l'opinion que la laparotomie, faite de bonne heure pour éviter les dangers d'une rupture, était une opération parfaitement justifiée; elle est surtout indiquée, d'après lui, quand la tumeur siégeant dans le cul-de-sac de Douglas y détermine des symptômes graves d'incarcération.

Veit (2) avait exprimé à plusieurs reprises la même opinion; il a fait à ce sujet plusieurs communications à la Société obstétricale de Berlin. Les idées qu'il a émises ont rencontré l'assentiment de Martin, Bauner, Kleinvœchter, etc.

Werth et Veit qui, nous venons de le voir, conseillent l'opération précitée avant la rupture, croient au contraire que lorsque cet accident est survenu, il est préférable de s'abstenir, et que l'on doit alors avoir recours aux moyens généraux capables d'arrêter l'hémorragie, et à la compression de l'aorte. Conduite étrange qui fut bientôt condamnée par la plupart des chirurgiens : Spencer Wells (3), Maygrier, Lawson Tait, etc. « Je crois, dit Spencer Wells, que le but principal de la com-

---

(1) Verth. *Arch. f. gynœk.*, 1884, p. 329.
(2) Veit. *Zeitsch. f. geb. und. gyn.*, 1885, p. 384.
(3) Diagnostic extrait des tum. abdom. 1886, p. 315.

pression de l'aorte devrait être de donner au chirurgien le temps de tout préparer pour la laparotomie et de la faire avant qu'il soit trop tard ». Telle est aussi l'opinion de Lawson Tait (1) qui est d'avis qu'il faut agir résolument lorsqu'on est appelé auprès d'une femme qui présente tous les symptômes d'une rupture du kyste. A cette époque, ce chirurgien publiait déjà 21 cas de laparotomie après rupture du kyste avec 20 succès; il n'avait perdu que sa première opérée, et il attribuait cet insuccès à ce que, effrayé par l'abondance du sang, il n'avait pas agi assez énergiquement. Tait formule à l'égard de la rupture du sac la conduite suivante : « le chirurgien est aujourd'hui le maître de ce terrible accident, mais à la condition d'opérer vite et sans retard ». Deux ans plus tard, ce même auteur a pu publier (2) 42 laparotomies pratiquées dans ces conditions avec 40 succès.

L'exemple de Lawson Tait a été suivi en Amérique et en Allemagne par Frommel, Schwarz et bien d'autres. Le cas de Schwarz (3) est particulièrement intéressant; il s'agissait d'une femme arrivée au deuxième mois d'une grossesse ectopique qui venait d'être atteinte d'une rupture du kyste; il trouva trois litres de sang dans la cavité abdominale. Guérison.

Nous n'insisterons pas plus longtemps sur l'histoire de la grossesse extra-utérine jusqu'en 1886. On en trouvera dans la thèse de Maygrier un résumé complet avec deux tableaux : l'un comprenant 17 cas de laparotomie faite dans la deuxième moitié de la grossesse l'enfant étant vivant (15 morts, dont 10 par hémorragie), le second rapportant 70 cas de laparotomies faites pendant la rétention du fœtus mort (avec une mortalité de 35,7 0/0).

---

(1) Tait. *Br. med. j.*, 1884 et 1885.
(2) Tait. Lecture on ectopic pregnancy. Birmingham, 1888.
(3) Schwarz. Deuxième Congrès allemand de Gyn., 1887.

Nous nous contenterons de relever dans ces tableaux les noms français de Kœberlé, Mathieu, Rousseau, Fourrier, Boinet, Depaul, Duboué, Lucas-Championnière, etc., et ceux de nombreux étrangers parmi lesquels Heim, Litzmann, Frankel, L. Tait, Hofmeier, Wilson, Schrœder, Martin, M'Knigt, Hicks, Gaillard Thomas, Gusserow, Byford, Schrœder, Zweifel, Freund, etc.

Depuis l'important travail de Maygrier, de nombreuses observations ont été publiées, tant en France qu'à l'étranger. En suivant l'ordre chronologique et pour ne citer que les principaux, nous trouvons en 1886 une opération de Lazarewicz de Kharkoff (1) qui opère avec succès une grossesse extra-utérine à terme ; l'enfant vécut 21 jours.

Dans l'article *Grossesse, du dictionnaire encyclopédique des Sciences médicales,* Pinard la même année conseille d'attendre pour opérer que le fœtus soit mort, et même que la circulation placentaire soit complètement oblitérée. Plus tard, en 1889, dans une note insérée dans les *Archives de Gynécologie,* le même auteur rapporte deux opérations pratiquées par lui, et conseille les grands lavages au naphtol.

En 1887, de nombreux cas sont publiés : Breisky (2) fait une opération à huit mois de grossesse tubaire. Guérison de la mère. L'enfant a survécu et est mort trois semaines plus tard de phlébite de la veine ombilicale. Il se déclare partisan de l'ablation totale du sac.

John Williams (3), au contraire, veut qu'on laisse le sac après l'avoir largement drainé.

Se plaçant à un autre point de vue, Harris (4) se demande

---

(1) Lazarewicz. *An. in. Rep. univ. d'obstetriq et gynécol.,* 1886.
(2) *Wiener. Med. Presse,* 1887, p. 88.
(3) Williams. *Obst. trans.* London, 1887, p. 482.
(4) Harris. *Amer. j. of med. sc.* août, 1888.

si, l'enfant étant vivant, on doit attendre la mort ou le terme de la grossesse pour intervenir ; il recommande l'intervention immédiate ; l'année suivante, en 1888, il a rassemblé 30 cas de laparotomie primitive, c'est-à-dire faite avant la mort du fœtus, avec l'intention de le sauver ainsi que la mère ; sur ces 30 cas, il ne trouve que cinq succès pour la mère et seize plus ou moins durables pour l'enfant.

Champneys (1) à la même époque rapporte une opération faite dans de semblables conditions avec survie de l'enfant seul.

En 1888, la littérature médicale s'enrichit d'une foule de documents relatifs au traitement de la grossesse ectopique.

Janvrin (2) dans un mémoire important rapporte d'abord les communications faites par lui précédemment ; s'autorisant de son expérience et des renseignements qu'il a recueillis auprès de différents chirurgiens américains (Martin, Price, Gartner, Hitchcock, Penrose, Tuttle, Mundé, Mann, etc)., il conseille fortement la laparotomie primitive qui pour lui doit être faite dès qu'un diagnostic a pu être posé, avant tout accident de quelque gravité. « On doit intervenir par la laparotomie aussi-
» tôt que le diagnostic a pu être établi, avant qu'aucune
» hémorragie avec péritonite n'ait pu se produire. Ces attaques
» fréquentes d'hémorragies sont très dangereuses pour la vie de
» la mère, et, lorsqu'elles se sont produites, la patiente se trouve
» dans de plus mauvaises conditions pour être opérée. On peut
» raisonner de même pour la laparotomie après que le fœtus a
» été tué par l'électricité. Là aussi, lorsque de sérieux symptô-
» mes d'hémorragie et de péritonite ont apparu, nous avons
» plus ou moins d'adhérences et l'opération est beaucoup plus
» difficile ».

---

(1) Champneys. *Brit. med. j.*, 3 décembre, 1887.
(2) *New-York med. j.*, 1888, p. 458.

Montgomery (1) plus électrique et moins radical conseille d'employer au début l'électricité, du quatrième au sixième mois; dans les cas de rupture, la laparotomie immédiate avec ablation du sac et du sang épanché. Au delà du sixième mois, attendre l'époque où le fœtus est viable, faire la laparotomie, éviter la séparation du placenta, fermer le sac en haut, faire le drainage vaginal. Si le fœtus est mort, il faut l'extraire par la laparotomie au bout de quelques semaines. Enfin, lorsque le fœtus est macéré et qu'il s'est formé un abcès, il faut élargir l'ouverture et enlever les débris fœtaux.

A la Société obstétricale de Londres, Cullingworth (2) rapporte un cas de grossesse ectopique pour laquelle la laparotomie fut faite huit mois après la mort du fœtus; le sac était formé par la trompe gauche qui fut enlevée. Guérison.

De nombreuses observations sont encore rapportées dans *American Journal of Obst.;* la plus intéressante est, sans contredit, celle de Eastman (septembre); la laparotomie fut faite à terme et donna un enfant vigoureux et bien conformé. Les autres sont celles de Harris, Penrose, Schwartz, Potter, etc.

Olshausen (3), Treub (4), communiquent des faits de grossesses à terme opérées par la laparotomie; dans le premier il y avait eu rupture du kyste; l'enfant était libre dans la cavité péritonéale. Dans le deuxième le fœtus fut extrait vivant.

Dans un cas d'inflammation du sac, Hofmeier (5) fut amené à enlever la totalité de l'utérus qui faisait partie de la cavité kystique; deux autres cas d'hystérectomie nécessitée par de

(1) Montgomery. *Ass. amér. des gyn.* Washington, 1888.
(2) Cullingworth. *Brit. méd. J.,* déc. 1888.
(3) Olshausen. *Cente f. gyn.,* 1888, p. 811.
(4) *Zeitschr. f. geb. med. gyn.,* 1888.
(5) Hofmeier. *Grundris der Gyn. oper.,* 1888, p. 343.

fortes adhérences ont encore été publiés; le pédicule fut laissé à l'extérieur (cas de Vaitz et de Turner).

A la Société obstétricale de New-York, Kletsch communique deux cas de laparotomie avec une mort; dans le cas heureux il avait laissé le placenta qui s'était peu à peu éliminé par les drains.

En France, Kirmisson présente à la *Société obstétricale et Gynécologique de Paris* un travail fait à propos d'une opération pratiquée avec succès à cinq mois; le placenta ne fut pas extrait. Guérison. Nous croyons devoir rapporter ses conclusions :

1° L'opération peut s'imposer *immédiate* (accidents graves);

2° Elle peut s'imposer dès les premiers mois de la grossesse. L'objection capitale contre l'intervention à cette période est la difficulté souvent considérable du diagnostic ;

3° Au moment de la rupture du kyste. On doit toujours opérer dans ce cas ;

4° Intervention pendant la deuxième moitié de la grossesse, l'enfant étant vivant. Très mauvaise constitution. 80 pour 100 de morts ;

5° Laparotomie dans le cas d'un enfant mort. Conditions très variables suivant les adhérences et la possibilité d'enlever le placenta.

A la même *Société* (juin 1888), Doléris rapporte un cas de mort par hémorragie placentaire durant le cours de l'opération. Dans la discussion qui suivit, Lucas Championnière déclara que lorsque la poche kystique est suffisamment épaisse et adhérente, il vaut mieux l'inciser simplement et la suturer à la paroi abdominale. Guéniot se montra chaud partisan de de la non-intervention. « Lorsqu'il s'agit d'un kyste fœtal » situé dans l'excavation, il vaut mieux ne pas intervenir. » Dans ce cas, en effet, très souvent le fœtus succombe; et

» alors on n'a plus affaire qu'à une tumeur qui, presque
» toujours, diminue de plus en plus de volume, devient pour
» ainsi dire indifférente et permet aux femmes de vivre de
» longues années ». Pour Schwartz, dans le cas de Doléris, il
aurait fallu attendre le moment de la rupture ou user des
moyens fœticides connus pour arrêter l'évolution de l'œuf.

A ce moment, on le voit, les chirurgiens français sont bien
moins entreprenants que les étrangers et semblent encore
reculer devant une intervention radicale pour une affection
dont la haute gravité ne leur paraît pas suffisamment
démontrée.

Pendant l'année 1889 on assiste aux mêmes discussions rela-
tives au moment le plus propice pour l'opération. Tandis que
Fraipont (1), veut que l'on opère de bonne heure sans se préoc-
cuper de la vie du fœtus, Fernwald (2) penche sur l'opération
tardivement pratiquée pour avoir un fœtus vivant.

Quénu (3), Kusnetsky, Sutugin, Muratow, Sajaïsky, Kadjan,
cités par Slaivanski (4), etc., rapportent des cas d'opération
faites après la mort du fœtus vers la fin de la grossesse.

Veit (5), qui l'année précédente avait rapporté 9 cas opérés
et guéris par lui, se prononce pour l'intervention au début des
grossesses extra-utérines, soit tubaires, soit ovariques.

Au même Congrès, Verth parle dans le même sens ; il opère
de bonne heure, n'enlève le sac que dans des cas déterminés,
et conseille de laisser le placenta le moins souvent possible.
L'opération par le vagin, dit-il, n'est indiquée que dans des
conditions anatomiques tout à fait favorables ; c'est un pro-

(1) Fraipont. Soc. gyn. et obst. de Brux., 1889.
(2) Fernwald. Centr. ƒ. gyn., 1889.
(3) Quénu. Soc. chirurgie, avril 1889.
(4) Slaivanski. Centr. f. gyn., 1889, p. 834.
(5) Veit. Cong. de la soc. gyn. all. de Fribourg, 1889.

cédé incertain, recommandable seulement dans les cas où il existe déjà de la suppuration.

Duncan (1), au contraire recommande de laisser le placenta en place, par crainte d'hémorragie et Spaeth (2) veut que l'on opère toutes les fois que la grossesse extra-utérine est reconnue dans la première moitié, l'enfant étant vivant ; plus tard, il vaudrait mieux temporiser. Si le fœtus est mort, l'opération est moins pressante ; peut-être encore vaudrait-il mieux intervenir radicalement ; enfin l'opération s'impose immédiate à la suite de la rupture du sac.

En France, Laroyenne (3) conseille (à propos d'une grossesse extra-utérine datant d'un an) d'ouvrir le kyste, de ne pas toucher aux adhérences et au placenta pour éviter des hémorragies.

En parcourant les nombreux cas publiés dans les journaux spéciaux étrangers on se convainct bientôt que presque tous les auteurs sont d'accord pour préconiser la laparotomie, certains sans restrictions, d'autres plus sages, comme ceux que nous venons de citer, conseillant dans certains cas l'expectation, mais une expectation armée dont le chirurgien saura sortir à la première menace de rupture ou de suppuration.

Le même courant se retrouve encore plus accentué pendant l'année 1890.

M. Picqué (4) croit devoir se rallier sans réserves à la pratique qui consiste à appliquer à la grossesse extra-utérine tubaire la salpingectomie pure et simple, c'est-à-dire l'ablation successive du contenant et du contenu, opération qui ne saurait présenter avec un bon outillage hémostatique aucune

---

(1) Duncan. *The Lancet*, 1889.
(2) Spaeth. *Zeitsch., f. Geb. und. gyn.*, 1889.
(3) Laroyenne. *Lyon médical*, 1889.
(4) Picqué. *Ann. gyn.*, 1890.

difficulté et qui soustrait la malade aux chances possibles d'infection.

Tuttle (1) se déclare partisan de l'opération précoce.

Dans une importante discussion qui a eu lieu en septembre dernier à la Société des gynécologistes américains de Buffalo, Baldy de Philadelphie rejette l'expectation et se déclare partisan de l'opération dans presque tous les cas. Engelmann parle dans le même sens. Mann, Skene, Wilson, Kelly, veulent qu'on essaye d'abord l'électricité pour recourir plus tard à la laparotomie. Jaggard, de Chicago, rapporte dix cas de laparotomie avant rupture; neuf guérisons. Robbe, Buckmaster citent des faits personnels avec deux insuccès sur trois opérations. Enfin Mann que nous avons retrouvé plusieurs fois dans cet historique vient déclarer qu'après la rupture tubaire « il n'est jamais trop tard pour opérer, si la malade n'est pas absolument mourante. »

Nous avons en ce moment assez d'éléments pour nous rendre compte de la hardiesse de plus en plus grande qu'ont apportée les chirurgiens dans le traitement de la grossesse ectopique. Si à l'étranger la chirurgie est plus entreprenante, en France elle est plus éclectique, peut-être plus sage. Il suffit pour s'en convaincre de rappeler l'opinion de nos gynécologistes, rapportée dans tous nos traités classiques d'obstétrique, qui, loin d'adopter une formule unique pour tous les cas, se sont au contraire efforcés d'appliquer à chaque cas particulier le traitement le plus rationnel et le plus sûr.

Il ressort de notre historique, que l'électricité n'est guère plus employée qu'en Amérique dans certaines conditions particulières et que les chirurgiens, forts d'une expérience déjà très étendue, ne doivent plus hésiter dans le choix du traite-

---

(1) Tuttle. *Am. j. of obst.*, janvier, 1890.

ment à opposer à la grossesse ectopique, traitement que nous aurons à étudier dans la suite de notre travail.

Il est des cas que nous déterminerons plus tard où le fœtus peut et doit être extrait par l'incision vaginale ou *élytrotomie*. Nous passerons rapidement sur l'historique de cette opération, moins sujette à discussion que la laparotomie.

Si Baudelocque a le premier conseillé cette opération, il semble qu'elle ait été pratiquée pour la première fois en Amérique par John King (cité par Parry) pour un enfant vivant sauvé ainsi que la mère.

Plus tard, Norman (1) fit connaître une observation pour fœtus mort et Coignon put extraire par ce procédé un enfant vivant. Maygrier, Gardien, Burns, Velpeau sont partisans de l'élytrotomie. Dubois l'a pratiquée, Cazeaux, Nœgelé, Greuser la conseillent. En 1886, Maygrier avait pu réunir 12 observations sur 8 morts, soit 66 0/0. Depuis de nombreuses opérations ont été faites avec des résultats variables, résultats qui ne pourront que s'améliorer, si l'on emploie, comme le conseille M. Pinard dans la cavité kystique les lavages antiseptiques fréquents, et aux premiers signes d'infection l'irrigation continue qui a donné de si beaux résultats dans la septicémie puerpérale.

Nous donnons dans le chapitre suivant 35 observations de grossesses ectopiques traitées par la laparotomie et publiées tant en France qu'à l'étranger. Sur ces opérations, nous trouvons 26 cas de succès.

Nous sommes loin d'avoir recueilli tous les cas publiés; aussi notre statistique est-elle forcément incomplète; mais les cas n'ayant nullement été choisis, le chiffre obtenu doit assez exactement correspondre à la réalité.

---

(1) Norman. Med. chir. trans. London, 1827.
(2) Coignon. *Lancette franç.*, 1829, p. 155.

CHAPITRE III

OBSERVATION I

Grossesse extra-utérine. — Laparotomie. — Mort.

Femme de 36 ans, ayant eu trois enfants; le plus jeune âgé de 15 ans. Pas de grossesse depuis. Menstruation arrêtée en juillet. En août, hémorragie, douleurs violentes. Le Dr Suttan fait le diagnostic : grossesse extra-utérine. Au moment de l'examen, il n'y avait pas de douleurs, mais une anémie profonde. On trouva, à l'examen, une tumeur rétro-utérine de la grosseur d'un œuf de poule, adhérent, de consistance assez solide. La trompe fut enlevée : elle ne portait aucune trace de rupture. La grossesse était entre la septième et la huitième semaines. Légère hémorragie arrêtée par l'eau chaude.

La malade alla bien jusqu'au huitième jour. Le huitième jour, elle eut un peu de délire; le douzième, demi coma. Mort le vingt-troisième.

(TEMPLE. Transactions of the american gynec. Society Buffalo, sept. 1890.)

OBSERVATION II

Grossesse extra-utérine. — Accidents graves et affaiblissement. — Ablation du fœtus mort, âgé de quatre mois, par la laparotomie. — Mort.

Femme de 27 ans, mariée à 20 ans et ayant mis au monde un enfant environ un an après son mariage. Depuis santé assez satisfaisante, bien qu'il existât un certain degré de faiblesse générale. Le 1er septembre 1888, règles plus abondantes que d'habitude. Le 8 octobre, elles reparaissent ainsi qu'en novembre, décembre et les premiers jours de janvier 1889, ce fut la dernière menstruation.

Du 15 février au 26 février, la malade ressentit une sorte de gêne dans le bas-ventre, gêne qui alla en augmentant. Le 26 février, douleurs violentes analogues à celles qui accompagnent une fausse-couche, mais aucun écoulement ni aqueux ni sanguin par la vulve. Quelques jours après, sensibilité à la pression dans la fosse iliaque gauche et se propageant dans le vagin.

Le 2 mars, nouvelles poussées douloureuses. On constata une petite tumeur dans la fosse iliaque gauche, tumeur qui augmenta constamment de volume et présentait des contours tantôt vagues, tantôt précis, suivant qu'il y avait eu de nouvelles poussées inflammatoires. État général grave. Température élevée, pouls fréquent, filiforme, frissonnement, nausées, langue sèche.

Le 8 mai, la malade fut transportée à l'hôpital, transport au cours duquel elle eut plusieurs syncopes; la tumeur remontait jusqu'à l'ombilic et s'étendait de plusieurs travers de doigt à droite de la ligne médiane.

Opération le 9 mai : Laparotomie. Après l'incision des muscles et aponévroses, on trouve une membrane épaisse vasculaire, se déchirant facilement et confondue avec le péritoine. Elle est violacée. En incisant plus profondément, on donne issue à un flot de liquide sanglant, noirâtre très fluide. Après l'évacuation d'une assez grande quantité de ce liquide et agrandissement de l'ouverture, on voit paraître un cordon ombilical qui fait hernie dans la plaie. Celle-ci étant agrandie, on extrait un fœtus mort de 25 centimètres de long, peu altéré. Le cordon est coupé et lié, mais le placenta gorgé de sang, est laissé en place; il saigne un peu. Lavage de la poche à grande eau avec drainage et pansement à la gaze iodoformée. Après l'opération, malgré des injections d'éther, la malade est très abattue, et elle meurt environ douze heures après.

(TERRILLON, *Annales de gynécologie*, 1890.)

OBSERVATION III

Grossesse tubaire. — Laparotomie. — Guérison.

Femme de 52 ans. 12 années auparavant un avortement. Fin novembre 1889, dernières règles normales. Le 25 décembre à l'époque menstruelle attendue, apparitions d'hémorragies qui se répètent à de courts intervalles, et qui finissent par devenir à peu près continues. Le 25 février 1889 laparotomie. A gauche de l'utérus on trouve une tumeur qui avait contracté de faibles adhérences avec les organes environnants, qu'on peut aisément isoler et enlever. Convalescence parfaite. La femme, parfaitement guérie, quittait l'hôpital le 14 mars. L'examen démontre qu'il s'agissait d'une tumeur ovulaire de deux à quatre mois; le microscope permet de constater la transformation caduque de la muqueuse de la trompe et la présence de villosités.

(ORTHMANN, *Soc. obs.* Berlin, 25 mars 1889).

OBSERVATION IV

Grossesse extra-utérine. — Laparotomie. — Drainage par le vagin. — Guérison.

Femme de 35 ans, enceinte de six mois.

Elle est prise d'hémorragies, de douleurs, et expulse des débris de caduque. Puis l'hémorragie s'arrêtant, l'utérus expulse des débris résiduaux, mais rien qui rappelle les parties constituantes d'un œuf. De plus les seins contiennent un liquide lactescent.

Diagnostic : Grossesse extra-utérine. Or, les accidents s'étant amendés et la femme étant mise en observation, on constate que le ventre augmente de volume et l'on perçoit par la palpation, à droite de l'utérus, une tumeur, qui progresse vers le plancher pelvien; d'où ce complément de diagnostic ; grossesse extra-utérine et enfant vivant.

Laparotomie : Le ventre ouvert, on constate qu'il s'agissait bien d'une grossesse extra-utérine compliquée d'hématocèle ; mais l'œuf était mort, et la tumeur reconnue par la palpation abdominale et en voie de développement était un kyste de l'ovaire droit. La tumeur ovarique enlevée, on évacue le contenu de l'hématocèle et l'on assure le drainage par le vagin avec de la gaze iodoformée. Guérison.

(CZEMPIN, *Soc. Obs.* de Berlin, avril 1889.)

OBSERVATION V

Grossesse extra-utérine. — Laparotomie huit mois après la mort du fœtus. — Guérison.

Femme âgée de 27 ans. Dernier accouchement en 1882. En avril 1887 elle a ses dernières règles. En juillet, elle sent remuer et continue à grossir et à sentir les mouvements du fœtus jusqu'en décembre. A cette époque, elle éprouve, une heure durant, des douleurs d'enfantement. Puis, les mouvements fœtaux ne sont plus perçus, et le ventre diminue de volume. Six mois plus tard, elle entre à l'hôpital, et y subit la laparotomie. Tumeur située en arrière de l'utérus ; un fœtus de huit mois est contenu dans un sac constitué par la trompe gauche et le ligament large gauche correspondant. Le liquide amniotique et le cordon ombilical ont disparu. Le placenta, inséré en avant, est extrait sans hémorragie. Le fœtus adhère étroitement à la paroi de ce sac. On n'enlève ainsi qu'une portion de ce dernier. L'autre portion est suturée à la paroi abdominale. Drainage et guérison parfaite.

(CULLINGWORTH. *Obs. Soc. of London*, décembre. 1888.)

OBSERVATION VI

**Grossesse extra-utérine à terme. — Enfant extrait vivant par la laparotomie.
Guérison.**

Grossesse à huit ou dix jours du terme d'après la supputation habituelle.
On trouva l'enfant libre dans la cavité abdominale. Le sac qui s'était rompu
six jours auparavant sans hémorragie sérieuse était constitué par la trompe
droite. Le placenta ainsi que les débris reconnaissables du kyste fœtal
furent enlevés. Guérison.

L'enfant fut présenté le 9 à la Société obstétricale de Berlin.

(Olshausen. Soc. obs. de Berlin, 9 novembre 1888.)

OBSERVATION VII

**Grossesse extra-utérine. — Laparotomie. — Abandon du placenta.
Décollement au 51e jour. — Mort.**

Opération au septième mois de la gestation pour des *douleurs persistantes*
qui allaient en s'exagérant et *se compliquaient d'orthopnée. Le placenta fut
abandonné* et on essaya de pratiquer le drainage mais la plaie se ferma. La
caduque fut expulsée le vingt-quatrième jour. Tout alla bien jusqu'au cin-
quante et unième jour où apparurent *les symptômes du décollement du placenta.* La femme succomba après avoir présenté des symptômes de septicémie onze semaines et demi après l'opération.

(Champneys. *Obs. ter. of London,* 25 nov. 1887.)

OBSERVATION VIII

Grossesse tubaire arrivée au neuvième mois. — Hémorragie. — Péritonite septique. — Mort.

Femme de 27 ans, bipare. La grossesse évolua normalement jusqu'au 15 novembre, époque où la femme fit une chute qui fut suivie de douleurs, hémorragie et expulsion d'une caduque. La malade fut transportée à la clinique alors qu'elle présentait déjà des symptômes de péritonite septique; toute idée d'opération fut rejetée comme inutile.

Mort le 19 novembre.

(CHIARI. *Annales de Gynécologie*, 1888.)

OBSERVATION IX

Grossesse extra-utérine. — Laparotomie trois ans après la mort du fœtus. — Guérison.

Femme de 32 ans. Devient enceinte dans les premiers jours d'avril 1884. Puis, en juin, six semaines environ après le début de la grossesse et à la suite d'une vive contrariété, elle est prise d'une perte de sang abondante, de douleurs dans le ventre et de vomissements. L'hémorragie se prolonge de juin à juillet. Vers le 8 août, la femme perçoit des mouvements actifs du fœtus qui cessèrent quelque temps après. En janvier 1885, sécrétion lactée. Au commencement de mai, retour de la menstruation et disparition du lait. En décembre 1886, nouvelle crise douloureuse, violentes douleurs dans le bas-ventre, phénomènes de péritonite. Puis nouvelle période d'accalmie, etc.

Examen en mars 1888 : Il existe dans l'abdomen une tumeur qui occupe toute la région sous-ombilicale, surtout à droite, et remonte à deux travers de doigt au-dessus de l'ombilic. La forme de cette tumeur est celle

6 L.

d'un ovoïde régulier avec deux bosselures plus saillantes l'une à droite, l'autre à gauche. La palpation fait sentir une dureté uniformément rénitente dans tout le flanc droit, avec des parties inégalement dures, surtout au voisinage de la portion supérieure de la tumeur. C'est à ce niveau que la douleur à la pression est le plus vive. Malgré sa dureté, la tumeur, dans toute sa portion inférieure, surtout à gauche, possède une sonorité tympanique; dans certains points même, on perçoit un fin gargouillement. Il est donc bien évident qu'il existe des gaz dans son intérieur.

Le toucher vaginal permet de constater l'absence de tout écoulement et l'intégrité absolue du col qui n'est ni ramolli ni entr'ouvert. L'utérus, légèrement refoulé à gauche, en avant de la tumeur, est resté mobile. La tumeur dans son ensemble peut subir de légers déplacements latéraux, mais qui ne se produisent pas sans provoquer de vives douleurs.

Opération le 17 août 1888 : Le kyste fœtal, outre le fœtus, contenait beaucoup de gaz et une sanie purulente. Le fœtus à l'état de macération avancée fut extrait par morceaux. La poche fut ensuite soigneusement lavée à l'eau boriquée et l'on plaça parallèlement l'un à l'autre deux gros drains. Pansement à la gaze iodoformée; suites opératoires satisfaisantes. Le neuvième jour cependant, les pièces du pansement furent trouvées tachées par les matières fécales : une communication s'était établie entre la poche et l'intestin. Toutefois, la marche de la convalescence ne fut troublée que par quelques élévations de température. Le 5 janvier, au moment où la femme a quitté l'hôpital, la plaie était réduite à une petite fistulette qui ne laissait plus passer qu'une quantité insignifiante de matières. Le 9 février, l'état général de l'opérée était excellent ; ses règles sont revenues deux fois après l'opération. Toutefois, elle conserva encore une très petite fistule donnant parfois passage à une petite quantité de matières fécales.

(KIRMISSON. Soc. obs. et gyn. de Paris, 10 mai 1888.)

OBSERVATION X

Grossesse extra-utérine. — Laparotomie. — Extraction d'un enfant vivant. — Guérison (Résumé).

Femme de 30 ans. Accouchement normal à l'âge de 34 ans. Péritonite consécutive. Douleurs abdominales continuelles depuis.

Dernières règles en février 1887. Douleurs abdominales vives en avril; en mai, péritonite; en juillet, mouvements du fœtus. Grossesse tubaire reconnue en ce moment-là. L'utérus est en avant et à côté de la tumeur qui siège dans le ligament large droit.

Opération le 29 novembre. Laparotomie, extraction du sac et des membranes. L'enfant a 45 centimètres et pèse 2 kil. 470. Survit pendant huit semaines. Guérison rapide de la mère.

(BREISKI. Soc. de méd. de Vienne, 25 nov. 1887.)

OBSERVATION XI

Grossesse tubaire. — Rupture avant la fin du premier mois. — Hémorragie interne. — Laparotomie. — Mort.

Femme de 32 ans. Antérieurement deux enfants et une fausse couche. Dernière époque menstruelle en janvier 1887. Le 12 février, douleurs vives qui disparaissent pour se reproduire le 17 avec une nouvelle intensité.

Zucker appelé ce jour auprès de la malade la trouve dans l'état suivant : pouls affaibli, langue sèche. Utérus en latéroflexion droite. Tumeur molle, mal délimitée, douloureuse à gauche. Ventre tendu et très sensible. Aggravation rapide. Pouls petit, face pâle, extrémités froides.

Opération : A l'ouverture du péritoine, écoulement de trois litres de sang. Pas de tumeur. Mais sur le trajet de la trompe droite à l'union des deux cinquièmes externe et interne, on trouve une déchirure de 5 millimètres de long sur 2 de large.

Sutures. Compression abdominale. Quelques heures après collapsus, mort.

On trouva au milieu des caillots une petite masse qu'on reconnut ensuite être un œuf âgé de deux à cinq semaines.

(Zucker. *Central, für. Gyn.*, avril 1887.)

OBSERVATION XII

Grossesse extra-utérine. — Laparotomie dix-sept mois après la conception. — Guérison.

Femme de 27 ans, bipare. La grossesse extra-utérine arrive à terme sans incidents notables. A ce moment commencement de faux travail. Huit mois après, à l'occasion d'accidents pulmonaires très inquiétants, consultation. On décide une intervention.

Opération: Incision de quatre centimètres à six centimètres du pli inguinal et parallèlement à ce pli. Ouverture du kyste fœtal. A travers l'incision, trop petite pour qu'on pût l'extraire en entier, on pratique le morcellement du fœtus qu'on amène par fragments.

Suites opératoires simples; guérison complète, sauf persistance encore huit mois après d'une fistule.

(Bruch. Société de chirurgie, décembre 1886.)

OBSERVATION XIII

Grossesse extra-utérine. — Laparotomie. — Mort.

Femme de 30 ans. Le diagnostic avait été grossesse compliquée de myome de l'utérus. Et, comme à ce moment, il n'existait aucune indication à une intervention immédiate, on avait décidé qu'on ferait à terme, selon la nécessité, l'opération césarienne. A l'époque présumée du terme, la femme prise de douleurs accompagnées d'accidents fébriles se présenta à l'hôpital. Bientôt la tumeur fut masquée par un météorisme généralisé. La laparotomie fut faite. On constata alors qu'il s'agissait d'un kyste fœtal extra-utérin envahi par la putréfaction et qui avait déterminé une péritonite.

Diagnostic : grossesse tubo-ovarique droite. De plus, il y avait à gauche une hydro-salpingite. On enleva le kyste fœtal et l'utérus. La femme mourut le lendemain des suites de la péritonite, déjà développée avant l'opération.

(Société obstétricale et gynécologique de Berlin, 22 octobre 1886.)

OBSERVATION XIV

Grossesse extra-utérine. — Opération au neuvième mois. — Extraction du fœtus par le vagin. — Guérison.

Femme de 40 ans. La grossesse extra-utérine a été précédée d'une longue période de stérilité. Des symptômes analogues à ceux de la rupture du sac survinrent vers le deuxième mois de la grossesse. Les mouvements fœtaux cessèrent au huitième mois. Au neuvième mois, de fortes douleurs survinrent et durèrent environ un mois et ces douleurs s'accompagnèrent d'une dilatation spontanée du col. A ce moment, les douleurs disparurent, les seins diminuèrent de grosseur et le col se contracta. Pour arriver plus sûrement au diagnostic, on dilata le col et cette dilatation fut suivie d'un léger mouvement fébrile. Le kyste fut alors ouvert par le vagin, l'enfant enlevé et le kyste fréquemment lavé avec une solution phéniquée. Le placenta sortit le seizième jour. Deux mois et demi après la cicatrisation était complète.

(HERMANN. Obs. Soc. of London, nov. 2s^d, 1887.)

OBSERVATION XV

Grossesse tubaire. — Laparotomie. — Guérison.

Femme âgée de 32 ans qui compte déjà trois accouchements et un avortement. La dernière grossesse date de deux années. Les règles se sont montrées du 5 au 6 février; elles étaient en retard de quelques jours. A la fin de cette période menstruelle il est survenu des pertes de sang irrégulières. On constate, à droite de l'utérus, la présence d'une tumeur grosse comme le poing et molle dans son segment inférieur. La portion supérieure, plus résistante, est maintenant liée à l'utérus par l'intermédiaire de la trompe. L'utérus ne paraît ni hypertrophié ni ramolli. Laparotomie le 8 mars. La tumeur est constituée dans sa portion inférieure par l'ovaire dégénéré et kystique, dans sa portion supérieure par la trompe sur laquelle s'est greffé l'œuf. L'embryon a été perdu, mais le cordon ombilical est parfaitement distinct, de même le sac ovulaire, la caduque réfléchie et la sérotine.

(VEIT. Soc. obst. et gyn. de Berlin, 20 juillet 1887.)

OBSERVATION XVI

Grossesse extra-utérine. — Laparotomie. — Hémorragie placentaire. — Guérison.

Femme de 28 ans, ayant accouché trois fois, la dernière fois dix ans auparavant.

Très bien menstruée d'ordinaire, ses règles se suppriment d'octobre à décembre 1886. Au commencement du mois de janvier, elle eut une perte abondante qui se prolongea durant quinze jours. Depuis, plus de menstrues. Ayant remarqué que son ventre augmentait considérablement de volume et sur le coup de douleurs abdominales vives, elle se fit examiner.

On constata la présence, en arrière de l'utérus ramolli, d'une tumeur élastique, occupant le petit bassin, remontant presque jusqu'à l'ombilic.

Les seins présentaient les modifications habituelles à cet âge présumé de la grossesse et il existait des vergetures récentes.

Diagnostic : Grossesse extra-utérine.

La laparotomie fut pratiquée. La cavité abdominale ouverte, on tombe sur une tumeur kystique. Une ponction faite à l'aide de l'aspirateur Potain fournit du liquide amniotique, ce qui confirma le diagnostic. L'orifice de la ponction agrandi, l'on put extraire sans peine un fœtus de cinq mois, ainsi que le délivre. Quelques points de suture et l'application de perchlorure de fer permirent d'arrêter aisément une hémorragie qui s'était produite au niveau du siège de l'insertion placentaire. La présence de nombreuses adhérences empêcha l'ablation totale de la tumeur, on plaça un drain qui, à travers la tumeur, aboutissait dans le vagin. Puis on sutura le kyste par en haut. Durée de l'opération 52 minutes. Guérison.

(MARTIN. Soc. Obs. de Berlin, 26 mars 1887.)

OBSERVATION XVII

Grossesse tubaire. — Laparotomie. — Guérison.

Femme de 44 ans, qui, depuis un certain temps, se plaignait de douleurs dans le bas-ventre et de troubles de la menstruation. Un accouchement et un avortement antérieur. Dernières menstruations le 25 février 1887. Le 15 mars, absence de règles : 5 jours plus tard survient une hémorragie abondante. On constate que l'utérus augmente de volume, est repoussé vers la droite par une tumeur de la grosseur du poing.

Diagnostic probable : grossesse ectopique.

Le 15 mai, laparotomie. Dans le ventre on a trouvé une certaine quantité de sang, en partie liquide en partie coagulé. Extirpation de la trompe, qui a le volume d'un œuf de poule, de l'ovaire correspondant qui, transformé en un véritable kyste hématique, se rompt.

Durée de l'opération : 16 minutes. Convalescence parfaite.

(MARTIN. Soc. Obs. de Berlin, 3 mai 1887.)

OBSERVATION XVIII

Grossesse extra-utérine à terme. — Laparotomie. — Survie de l'enfant. — Guérison.

Femme de 30 ans. A accouché normalement à l'âge de 24 ans, mais à la suite est survenue une péritonite et, depuis cette époque, elle a constamment souffert du ventre.

Dernières règles en février 1885. En avril, douleurs abdominales vives; en mai, péritonite; en juillet, mouvements du fœtus. L'auteur diagnostique à ce moment une grossesse tubaire, il constate que l'utérus est en avant et à côté de la tumeur qui siège dans le ligament large du côté droit.

Opération le 29 novembre. Laparotomie. Ouverture de l'utérus. Extrac- tion du sac et des membranes. L'enfant mesure 45 centimètres et pèse 2 kil. 470. On constate des adhérences péritonéales. L'enfant meurt au bout de trois semaines. La mère guérit rapidement; à la fin de la troisième semaine, elle se lève.

(BREISKY. Soc. de méd. de Vienne, 25 novembre 1885.)

OBSERVATION XIX

Grossesse extra-utérine. — Péritonite. — Laparotomie. — Guérison.

Gordon est appelé le 23 septembre, pour une femme de 33 ans, chez qui le médecin traitant a diagnostiqué une grossesse tubaire, et qui brusque- ment est tombée dans le collapsus. Il arrive quinze heures après la rupture présumée. Douleurs, signes de péritonite; on trouve à gauche une tumeur distincte de l'utérus.

Laparotomie : La tumeur a des adhérences avec l'épiploon et la paroi abdominale; dans la cavité péritonéale, un peu de sérosité et trois pintes de sang; caillots noirs et caillots rouges d'époques différentes.

On extirpe la tumeur tubaire, fœtus large de trois pouces; on éponge soigneusement tout le sang épanché ; on lie les vaisseaux. Lotion avec un litre d'eau phéniquée très chaude, drainage, suture de la paroi avec des fils de soie. Injection de morphine.

A partir de ce moment, les signes de péritonite disparaissent, la température ne dépasse pas 100° Farenheit. Quelques vomissements calmés par la morphine. Guérison.

(GORDON. *N. York, med. J.*, 4 février 1888, p. 118.)

OBSERVATION XX

Double rupture d'une grossesse tubaire successivement chez la même femme.

Mme R..., 25 ans, enceinte de trois mois, fut prise d'accidents graves de péritonite le 9 mai 1885. On constate chez elle une tumeur mal définie, occupant la fosse iliaque droite et au diagnostic une grossesse tubaire avec rupture de la trompe. Le 11, la laparotomie fut pratiquée, la trompe droite enlevée et la malade guérit.

Dix-huit mois après, elle eut un enfant après une grossesse régulière et un accouchement normal.

Quinze mois plus tard, elle redevint enceinte et pendant quatre mois les symptômes de la grossesse n'offrent rien de particulier. Le 9 mars éclatent les accidents suivants : douleur atroce abdominale, pâleur,. sensation de défaillance, vomissements. Mort rapide trois heures après.

L'autopsie montra l'abdomen rempli de sang et de caillots. Le placenta sortait par une large ouverture de la poche utéro-tubaire et la mort avait été causée par l'hémorragie. Le fœtus avait quatre mois, ce qui prouve que la rupture peut être tardive dans la grossesse tubo-interstitielle.

(LAWSON TAIT, *Br. med. j.*, p. 1001, mai 1888.)

OBSERVATION XXI

Deux ruptures successives. — Grossesse extra-utérine. — Laparotomie. — Guérison.

Jeune femme qui accouche le 4 septembre 1885 et qui, à partir du 20 octobre, éprouve des malaises et des pertes sanguines. En juin, défaillance subite et douleur atroce abdominale. On la reçoit à l'hôpital perdant du sang et souffrant beaucoup. Le toucher vaginal révèle une tumeur pelvienne dure, douloureuse au niveau de la trompe gauche. Pendant cinq semaines persistent en s'atténuant des signes de pelvi-péritonite accompagnés d'un suintement sanguin, puis ces phénomènes s'apaisent et la malade sort guérie en apparence, conservant un noyau induré pelvien.

Le diagnostic porté pendant cette première phase de la maladie avait été hématocèle due probablement à une grossesse tubaire.

Trois ans plus tard, elle revient, en février 1888, avec une suppression des règles datant d'octobre.

Le 25 décembre, elle a une perte ; à partir de ce moment, douleurs abdominales, miction pénible, pertes douloureuses. On perçoit une tumeur pelvienne émergeant dans la région sous-ombilicale et donnant la sensation d'une rétroflexion de l'utérus gravide.

Le 10 février, la malade est prise brusquement d'une douleur atroce avec défaillance, pâleur, sueurs froides, petitesse du pouls, tous les symptômes d'une hémorragie intense considérable.

Deux heures après, laparotomie ; fœtus de quatre mois libre dans la cavité péritonéale. Le placenta était adhérent à la trompe gauche. Extirpation de l'ovaire et de la trompe. Drainage du cul-de-sac utéro-vaginal. Guérison.

(HERMANN. *Brit. med. j.*, p. 1152, juin 1888.)

OBSERVATION XXII

Grossesse extra-utérine. — Laparotomie au dixième mois. — Guérison.

Femme de 30 ans, ayant déjà eu deux grossesses, la dernière il y a dix ans. Il y a un an et demi elle ressent tous les signes de la grossesse. Au neuvième mois les seins se gorgent de lait. En février, elle est prise d'une perte profuse avec gros caillots de sang. L'hémorragie dure une semaine ; elle croit avoir fait une fausse couche. De février à juillet, son ventre diminue peu à peu. A partir de cette date la faiblesse et l'amaigrissement augmentent ; elle ressent un peu de fièvre, la nuit des sueurs, des frissons. On trouve dans la région médiane une tumeur élastique allant jusqu'à l'ombilic et sur le côté gauche on sent une masse latérale, adjacente à la principale. On perçoit une fluctuation peu distincte.

Laparotomie : la tumeur est libre d'adhérence, une ponction en laisse sortir du pus ; on l'ouvre et on retire un enfant très développé, mais macéré. On laisse le placenta. On réunit les lèvres de la poche aux lèvres de l'incision cutanée. Au huitième jour on enlève le placenta qui est friable.

La malade se rétablit rapidement.

C'est le cinquième cas de grossesse extra-utérine arrivée à terme que le docteur Thomas opère. Cinquième succès.

(TAFT. *N. York med. Record.*, p. 209, février 1888.)

OBSERVATION XXIII

Grossesse tubaire. — Laparotomie à sept mois. — Enfant vivant. — Guérison.

M. C.., 39 ans, accouchée il y a 19 ans, se plaint de souffrir de violentes douleurs abdominales et d'une rapide augmentation du ventre. Les règles ont cessé à la Noël, elle est examinée le 9 juillet. On constate l'existence d'une tumeur abdominale, remontant jusqu'au foie, dans lequel on ne perçoit aucun bruit fœtal. L'utérus a son volume normal et est situé entre la tumeur et la symphyse pelvienne.

Opération le 30 juillet : La laparotomie démontre l'existence d'une grossesse extra-utérine tubaire. Le kyste fœtal s'est développé dans l'épaisseur du ligament large droit. Le sac a une coloration rouge foncé et des parois friables. Le fœtus est extrait vivant, et l'auteur se décide à enlever le kyste tubaire et le placenta en masse. Décollement des adhérences, légère hémorragie, finalement formation et suture du pédicule. Lavage de la cavité péritonéale à l'eau pure, drainage et suture de la paroi abdominale. Suites de l'opération excellentes.

L'enfant est en bon état et augmente rapidement de poids.

(EASTMAN. *Americ. j. of obst.*, sept. 1887.)

OBSERVATION XXIV

Grossesse tubaire. — Rupture à la troisième semaine et hémorragie dans la cavité abdominale. — Laparotomie. — Guérison.

J..., 37 ans, d'une santé générale bonne. Mariée à 17 ans ; a eu une fausse couche de six mois un an après son mariage. Depuis n'a jamais été enceinte. Règles régulières. Les dernières ont eu lieu il y a trois semaines. Le 1er juillet, après une bonne nuit, douleur violente dans le bas de l'abdomen, d'une durée de trois ou quatre heures. Deux jours après, 3 juillet, la douleur reparut et persista depuis. La malade s'affaiblit, eut des nausées, des vomissements ; pouls faible, facies anxieux. Aucune tumeur apparente. Le toucher vaginal fit découvrir une tumeur peu distincte de l'utérus.

Laparotomie : On tombe sur un vieux foyer hémorragique formé par la trompe dilatée. On enlève la trompe et l'ovaire.

A l'examen, on trouva une grossesse tubaire rompue ; il est probable que la femme serait morte d'hémorragie si on n'était pas intervenu.

(RICHARDSON. *Boston, med. and surg. Journal*, 1888, p. 549, décembre.)

OBSERVATION XXV

Grossesse extra-utérine. — Mort du fœtus au huitième mois. — Laparotomie au dixième. — Guérison.

B..., 36 ans, mariée il y a neuf ans. Pas de grossesse. En septembre 1887, elle commença à perdre tous les jours; les dernières règles avaient eu lieu le 1ᵉʳ août. Les règles suivantes furent régulières, mais elles ne cessèrent pas. En octobre, nausées, vomissements. Même état pendant trois mois. En novembre, elle commença à grossir et sentit quelques mouvements fœtaux à cinq mois. Ces mouvements cessèrent au bout de deux mois. A ce moment, fortes douleurs dans le ventre, phénomènes d'hémorragie grave. Le 12 avril, nouvelle attaque semblable; douleurs d'expulsion, pertes abondantes.

Laparotomie le 22 juin 1888. Je trouvai un gros kyste contenant un énorme fœtus, et du liquide couleur chocolat. Le placenta était au niveau de la bifurcation de l'aorte abdominale, et était entièrement adhérent à l'intestin et à la paroi postérieure de l'abdomen. Il était mou, friable; je réussis à en détacher une bonne partie, spécialement la portion qui s'étendait en bas vers le petit bassin.

Drainage par le cul-de-sac vaginal, l'autre bout du tube étant placé dans l'angle inférieur de l'incision abdominale.

Guérison.

(RICHARDSON. *Loco citato.*)

OBSERVATION XXVI

Grossesse tubaire. — Rupture dans le ligament large. — Laparotomie. — Guérison.

N. A..., 32 ans, entre à l'hôpital le 12 novembre 1887, se plaignant de ressentir de vives douleurs dans le côté droit du ventre et d'avoir de la fièvre depuis trois semaines. Aucune grossesse antérieure. En mai, les règles apparurent insignifiantes et durèrent deux jours. En même temps, les seins grossirent et des vomissements survinrent. En juin, hémorragie abondante qui dura six jours ; à partir de ce moment, douleurs dans le côté droit de l'abdomen et apparition d'une tumeur de la grosseur d'un œuf de poule. Depuis, les douleurs ont persisté et la tumeur a augmenté progressivement dans les trois dernières semaines. Frissons, fièvre, sueurs, perte de l'appétit, amaigrissement.

On constate l'existence d'une tumeur qui occupe toute la fosse iliaque droite, s'étend un peu à gauche et remonte à l'ombilic ; elle est douloureuse au palper et fluctuante. Au toucher, on trouve l'utérus repoussé à gauche et dans le cul-de-sac antérieur du vagin une tumeur semblable à une tête de fœtus.

Diagnostic : Grossesse extra-utérine avec mort du fœtus et suppuration du sac ; opération urgente.

Laparotomie : on trouve la tumeur occupant l'épaisseur du ligament large. Ponction du sac d'où s'échappe un verre de pus brunâtre ; les parois sont attirées au dehors pour éviter l'écoulement du pus dans le péritoine. L'ouverture est alors agrandie et on extrait un fœtus macéré qui a 25 centimètres de long et pèse 300 grammes. Le sac est extrait en totalité avec le placenta. La trompe droite enlevée présente une ouverture à sa partie inférieure ; il y a donc en très vraisemblablement grossesse tubaire, puis rupture de la trompe dans le ligament large où le kyste s'est enclavé.

Les suites de l'opération ont été normales. La malade était guérie au bout de trois semaines.

(ZAJAITSY. *Centr. fur gynœkol.*, n° 40, 7 oct. 1885.)

OBSERVATION XXVII

Grossesse abdominale secondaire. — Laparotomie. — Guérison.

Femme de 27 ans, nullipare, se maria en mai 1887. Ses règles cessent à la fin de juillet, et tous les signes fonctionnels d'une grossesse apparaissent. Mais à partir du 31 septembre, des douleurs vives se font sentir dans le bas-ventre ; ces douleurs se renouvellent par crises nocturnes tous les 15 jours environ et elles augmentent chaque fois d'intensité.

Le 9 novembre, crise extrèmement violente, la malade est pâle, sans pouls, presque sans connaissance, couverte d'une sueur froide et respire difficilement ; la *mort semble imminente*. Ces phénomènes se calment un peu, et le 16 novembre un examen minutieux permet de constater l'existence d'une grossesse extra-utérine, avec rupture probable du sac. On trouve en effet deux tumeurs, l'une inclinée à droite, qui est manifestement l'utérus un peu gros, l'autre située à gauche de l'utérus, masquée par un empâtement considérable, douloureux à la pression.

L'opération est faite le 19 décembre. Un fœtus de dix-neuf semaines, frais est extrait de la cavité abdominale, où il est entouré d'une grande masse de sang coagulé ; puis on trouve le sac entouré par la trompe, entouré de fausses membranes et rompu en un point.

Ce sac contient le placenta et le cordon passe par la rupture, on l'extrait en totalité avec la trompe et l'ovaire gauches.

Il s'agissait en réalité d'une grossesse abdominale secondaire, et le fœtus avait survécu à la rupture de la trompe, le placenta étant resté adhérent à son lieu d'insertion primitif. Guérison au bout de trois semaines.

(MEYER. *Zeitschr. f. Geb. med. Gyn.*, XV, 1.)

OBSERVATION XXVIII

Grossesse tubaire de six mois. — Laparotomie. — Guérison.

Femme de 25 ans ayant accouché deux fois normalement. Dernières règles fin octobre 1889, puis signes de grossesse. Les mouvements de l'enfant sont perçus à 4 mois, puis cessent le 24 avril 1888. A partir de ce moment, le ventre diminue, devient de plus en plus douloureux ; les seins s'affaissent.

L'examen direct démontre l'existence d'un utérus un peu augmenté de volume, incliné en arrière et à gauche, dont le col ramolli permet l'introduction du doigt jusqu'à l'orifice interne. En avant et à droite de l'utérus, on sent une tumeur fluctuante lisse, douloureuse à la pression ; *on y constate assez nettement le ballottement.*

Diagnostic : Grossesse ectopique de six mois. Fœtus mort. La malade refuse l'opération.

Les douleurs augmentent de violence ; frissons, température à 39,3 ; vomissements, tympanisme, perte de l'appétit et des forces.

Opération le 8 juin : On trouve le péritoine épaissi et adhérent à la face antérieure du sac. L'incision du sac donne un liquide purulent, fétide ; le fœtus est extrait par le siège ; c'est une fille de six mois, macérée. Le sac est formé par la portion abdominale de la trompe. Après ligature de la trompe entre le sac et l'utérus, on détache les adhérences et on enlève en totalité la tumeur avec le placenta. Drainage vaginal et abdominal.

Guérison rapide.

(ZAJAITSKY. *Centr. für gynak.,* 22 déc. 1888.)

OBSERVATION XXIX

Grossesse extra-utérine à terme. — Laparotomie. — Enfant vivant. — Guérison de la mère.

Femme accouchée normalement 14 ans auparavant et depuis bien portante et bien réglée. Dernière menstruation au commencement d'octobre.

Consécutivement, douleurs abdominales revenant par crises, et deux mois et demi après la cessation des règles, expulsion par le vagin de lambeaux membraneux mélangés de sang. On reconnaît des débris de caduque. Le ventre continue à se développer et en même temps surviennent des poussées de péritonite.

En avril, on constate l'existence d'une tumeur abdominale remontant à trois travers de doigts au-dessus de l'ombilic, dans laquelle on entend les bruits du cœur fœtal et un souffle utérin.

La grossesse continue son cours sans trop d'incidents, et trois semaines environ avant le terme, Treub pratique la laparotomie.

En incisant le sac, il tombe sur le placenta qui est divisé en deux, ce qui amène une hémorragie abondante.

L'enfant est extrait rapidement par les pieds, puis on comprime les deux moitiés du placenta et on résèque la partie du sac où il se trouve inséré. On enlève ainsi tout le délivre et une grande partie du sac, sauf d'autres points où il est trop adhérent.

L'enfant pesait 2,065 grammes : il a survécu.

La mère a guéri après une longue convalescence.

(TREUB. *Zeitsch. f. Geb. med. Gyn.* XV, 2.)

OBSERVATION XXX

Grossesse extra-utérine. — Laparotomie. — Mort.

Femme N., 31 ans, ayant eu six enfants. Dernières règles au milieu d'avril 1885. Elle ressent le 12 juin subitement une douleur violente dans le ventre et présente tous les symptômes d'une hémorragie interne. Elle se remet, mais à la fin de juillet mêmes phénomènes avec perte de connaissance.

On songe alors à une grossesse ectopique, et on constate la présence d'une tumeur dans le cul-de-sac postérieur. Les accidents s'amendent et la tumeur grossit progressivement. A la fin de septembre on sent le ballotement, la femme perçoit les mouvements du fœtus. Le palper et le toucher combinés permettent de reconnaître nettement l'indépendance de l'utérus. L'auteur se propose, l'enfant étant vivant, de faire la laparotomie trois semaines avant le terme. Mais la malade est prise de frissons et de fièvre, les mouvements de l'enfant cessent d'être perçus. Le ventre se tend et est douloureux. La langue est sèche ; il survient de la diarrhée et l'état général devient grave.

La laparotomie n'est pratiquée que plusieurs semaines après le début de ces accidents, quand l'absence de tout souffle maternel dans la tumeur indique que toute circulation placentaire a cessé.

8 L.

A l'ouverture du sac il s'échappe des gaz fétides, le fœtus putréfié est extrait avec le placenta et le sac est largement incisé et désinfecté.

La malade succombe peu après l'opération.

(TREUB. *Zeit. f. Geb. und Gym.*).

OBSERVATION XXXI

Grossesse extra- utérine. — Laparotomie. — Hémorragie par incision du placenta. — Guérison.

Femme de 30 ans, mère de cinq enfants. Cessation des règles, puis douleurs abdominales vives revenant par crises. Une hémorragie abondante survient et fait craindre un avortement. Mais les douleurs continuent et la santé générale s'affaiblit.

L'examen du ventre montre l'utérus un peu gros ; par le toucher on trouve derrière la matrice une tumeur arrondie et élastique. L'introduction d'une sonde dans la cavité utérine confirme le diagnostic de grossesse extra-utérine.

Laparotomie : La tumeur présente quelques adhérences ; elle est incisée, mais aussitôt une *hémorragie terrible* a lieu, due à l'incision du placenta inséré en avant. On arrête immédiatement le sang en plaçant une éponge dans le sac. On la laisse ainsi à demeure et on suture le sac aux parois abdominales.

Le jour suivant on retire l'éponge, mais le sang reparaît et on tamponne le sac avec de la gaze. Au bout de quelques jours, comme la température s'est élevée progressivement et que la malade souffre, on agrandit l'ouverture du sac : il s'en écoule un liquide séro-sanguinolent avec quelques flocons purulents, il n'y a pas issue du fœtus. Or, onze jours plus tard, en essayant d'extraire une portion du placenta, on provoque une hémorragie. Du chloroforme est administré : on explore la cavité entière et on trouve un embryon de deux mois.

La malade a guéri.

(MORISON. *Edimburg med. j.*, sept. 1888.)

OBSERVATION XXXII

Grossesse extra-utérine remontant à 12 ans. — Laparotomie. — Guérison.

Femme de 52 ans, chez qui on a reconnu il y a 12 *ans une grossesse extra utérine.* Elle s'est refusée à cette époque à l'opération. Elle se plaint de douleurs vives et réclame l'intervention chirurgicale.

Incision sur la ligne blanche : On trouve le fœtus libre dans la cavité abdominale en avant du rein droit sans membranes. Il adhère à l'épiploon et à l'intestin grêle. On l'extirpe sans difficulté. Ensuite on dissèque la masse qui devrait représenter le placenta, qui se trouve à droite de l'utérus, et qui adhère intimement au bassin. Elle contient l'ovaire kystique. Le placenta n'existe plus ; il a dû être résorbé. L'opérée guérit en 21 jours.

Le fœtus est atrophié ; il ne pèse que 250 grammes. Il s'agit là d'une grossesse d'abord tubaire, puis abdominale. La rupture de la trompe s'est probablement effectuée au troisième mois ; la malade se souvient en effet avoir eu en ce moment des douleurs abdominales atroces, une hémorragie externe et des syncopes. Le fœtus paraît avoir atteint le troisième mois.

(CZEMPIN. *Deutsche med. Woch.* n° 27, p. 466, 1886.)

OBSERVATION XXXIII

Grossesse extra-utérine. — Laparotomie. — Guérison.

Femme de 33 ans, mère de deux enfants, se plaignant de douleurs abdominales très vives, se présente le 5 janvier 1884. Elle revient le 25 février, croyant avoir fait une fausse couche. Cependant l'utérus paraît volumineux. On ne tarde pas à reconnaître qu'au lieu d'une tuméfaction de l'organe il s'agit là d'une grossesse tubaire gauche.

Laparotomie le 15 mars : On extirpe une masse longue de 10 centimètres.

On calcule que la rupture s'est produite au troisième mois, trois semaines avant l'opération.

Guérison en dix-neuf jours.

(CZEMPIN. Loco citato.)

OBSERVATION XXXIV

Grossesse extra-utérine datant de sept ans. — Laparotomie. — Mort.

Femme de 35 ans. Devient enceinte en juillet 1879. En août, hémorragie utérine et pelvi-péritonite; durant l'hiver suivant, on diagnostique une grossesse extra-utérine.

Le 10 février 1886, douleurs abdominales et hémorragie utérine. Le 12 février, vomissements; ventre volumineux et tympanique.

Le 8 mars, laparotomie après ponction ayant amené du pus. On trouve un kyste contenant cinq litres de liquide, adhérent par péritonite aux intestins et à un autre kyste. Ce dernier kyste, sac d'une grossesse abdominale, contenait tous les os d'un fœtus adulte (8e ou 9e mois) macéré; on mit un tube à drainage dans le sac fœtal dont la paroi fut suturée à l'incision abdominale.

Mort quatre heures après l'opération.

(HOMANS. Boston med Journal, 20 mai 1886, p. 457).

OBSERVATION XXXV

**Grossesse dans la portion gauche d'un utérus bicorne. — Hystérectomie. —
Guérison.**

Femme de 23 ans. Une grossesse antérieure suivie d'un accouchement à terme en 1882. En février 1883, elle revoit ses règles qui depuis n'ont plus reparu et se croit enceinte de nouveau.

Le 1er février 1884, elle ressent de vives douleurs pendant trois jours consécutifs et perd des caillots de sang comme si elle avait fait une fausse couche. Après un repos de trois semaines au lit, amélioration notable ; mais il persiste une volumineuse tumeur abdominale qui occupe la fosse iliaque droite au-dessus du ligament de Poupart.....

Diagnostic : Tumeur fibreuse développée soit dans la paroi antérieure de l'utérus, soit dans le ligament large.

Hystérectomie : Il s'agissait d'une grossesse extra-utérine développée dans la partie gauche d'un utérus bicorne.

Guérison.

(Macdonald. *Edimbourg med. journal,* p. 873, avril 1885.)

CHAPITRE IV

INDICATIONS DE L'INTERVENTION CHIRURGICALE

L'étude de la marche, des terminaisons, des complications de la grossesse extra-utérine nous permet de prévoir facilement combien nombreuses et variées peuvent être les indications de l'intervention chirurgicale. Depuis la rupture précoce à la huitième ou dixième semaine jusqu'à la suppuration, après de longues années d'indifférence, parfois dix et davantage, d'un kyste fœtal jusqu'alors inoffensif, quelle nombreuse série d'accidents menacent la patiente : hémorragies profuses, suppuration d'une hémorragie enkystée, suppuration du kyste fœtal, péritonite généralisée! Et dans les cas moins immédiatement graves peut-être d'élimination du fœtus, nous n'en avons pas moins à compter avec des dangers et des inconvénients de tout ordre : péritonites, septicémie, fistules persistantes de la paroi abdominale, de la vessie et du vagin, de l'intestin; rétrécissements cicatriciels consécutifs, etc. Rien d'étonnant aussi, si de bonne heure l'attention des chirurgiens s'était portée sur la nécessité de remédier à de tels cas. Nous avons étudié dans notre historique l'évolution de ce point particulier de la question et montré comment l'intervention qui ne fut d'abord qu'une forme particulière de l'opération césarienne et dont les dangers de la section abdominale avaient pendant si longtemps contre-balancé les indications, avait fini par les trouver résumées dans la formule de Weith : « *Toute grossesse extra-utérine doit être considérée comme un néoplasme malin et traitée comme telle* ».

Nous devons reconnaître que cette formule a d'autres mérites que celui de sa séduisante simplicité et que la clinique ne le justifie que trop souvent.

Mais est-elle aussi générale, aussi universellement impérative que sa forme permet de le supposer ?

Et devons-nous accepter en son entier cette appréciation dogmatique que « la question thérapeutique au point de vue des indications est très simplifiée et qu'elle se réduit en définitive à une question d'opportunité opératoire et de technique pour l'extirpation du fœtus » (1) ? C'est ce que nous allons avoir à examiner.

Disons d'abord qu'il est des cas où la question d'opportunité n'est que secondaire. L'indication est assez pressante pour que l'intervention à laquelle elle donne lieu puisse être considérée comme forcée. Dans ce cas l'opération constitue la seule chance de salut de la malade : elle n'est contre-indiquée que par l'impossibilité pour elle de résister au choc opératoire.

Deux indications, la première étant de beaucoup la plus fréquente, donnent lieu à des interventions forcées.

1° La rupture du sac avec hémorragie interne et signes généraux graves.

2° La suppuration ou la rupture du sac ectopique avec signes de péritonite généralisée.

La série exceptionnellement heureuse de Lawson-Tait (2), (21 cas en 1886, 42 actuellement) qui a sauvé toutes ses opérées a donc entraîné l'unanimité des auteurs. A l'heure actuelle nul ne discute plus le principe de l'intervention dans les cas de rupture hémorragique. Pour ne citer qu'un cas, nous avons fait allusion dans l'historique à la conversion de Veit, qui, en

---

(1) Pozzi. Gynécologie clinique et opératoire. Paris.

(2) Lawson-Tait. Maladies des ovaires. Lectures on ectopic pregnancy. Birmingham, 1888.

1886, était encore partisan de l'abstention au moment de la rupture et l'accepte aujourd'hui.

Dès 1884, Tait formule très nettement cette règle qu'on doit intervenir sans retard par la laparotomie dans les cas de rupture avec hémorragie interne et en 1886, fort de ses succès continus, pose en fait que : « le chirurgien est aujourd'hui maître de ce terrible accident à condition d'agir vite et sans retard ».

Tout en faisant remarquer que les insuccès nombreux d'opérateurs moins heureux que Tait ne justifient pas cette confiante assertion, retenons l'indication qu'elle formule.

Maygrier (1), dans sa thèse d'agrégation, accepte sans réserves l'opinion de Tait.

Hermann (2), dans un travail basé sur 33 cas, préconise sous réserves l'intervention chirurgicale (laparotomie), lorsque la rupture a eu lieu et qu'il s'agit d'arrêter l'hémorragie. Nous insistons sur la condition posée qui correspond à des réserves que Veit a formulées plus explicitement l'année dernière.

A propos d'un cas personnel, suivi de mort, Veit fut amené à donner son opinion sur les interventions dans les cas de rupture. Tout en reconnaissant la légitimité de l'intervention dans ces cas, il recommande d'agir avec la plus grande circonspection (3), malgré la netteté des indications parce que dans beaucoup il considère la transformation heureuse en hématocèle comme possible.

Il veut qu'on distingue entre les cas, et nous aurons à revenir sur ses restrictions à propos des interventions de propos

---

(1) Maygrier, loc. cit.
(2) Hermann, *Transac. obs.* Soc. of London, 1887.
(3) Veit, Congrès de la Société gynécologique allemande. Fribourg, 1889.

délibéré. Cependant, il admet pleinement qu'étant donné une rupture, l'exploration ne laissant rien constater qui ressemble à une tumeur *et les symptômes généraux* étant de nature à inspirer des craintes, il faut faire la laparotomie.

Nous ne citerons pas encore l'opinion de Janvrin, Pozzi, Picqué, Jaggard, qui, favorables pour la plupart à la laparotomie d'urgence de par le diagnostic, l'admettent *à fortiori* dans les cas que vise notre formule, où nous aurons tenu compte des restrictions prudentes de Veit, de Baldy (1) et de quelques autres. Et posée dans les termes où nous l'avons donnée l'indication réunit l'unanimité des auteurs.

Il faut donc opérer et opérer immédiatement chaque fois que les signes de rupture : douleur locale vive, syncope, etc., s'accompagnent de signes graves : pâleur, faiblesse du pouls, refroidissement des extrémités, etc.

Jusqu'où s'étend l'indication ainsi posée ? Ou pour mieux dire y a-t-il des contre-indications à l'intervention dans les états que nous étudions en ce moment ? Nous n'irons pas jusqu'à employer l'énergique formule de Mann (2) (de Buffalo). « Il n'est jamais trop tard si la malade n'est pas absolument mourante ». Mais, vu l'extrême variété des guérisons spontanées (Pozzi), on peut affirmer que la seule chance vraisemblable de salut est dans l'opération, si elle peut être encore supportée.

En présence d'un état général grave, le chirurgien aura donc seulement à apprécier si la malade pourra suffisamment opposer de résistance au choc opératoire.

La deuxième indication que nous avons fixée à l'intervention d'urgence est la suppuration ou la rupture du kyste, avec accidents péritonéaux généralisés.

---

(1) Baldy. *Trans. of Amer. Gyn. Society,* septembre 1890.
(2) Mann. *Trans. of Amer. Gyn. Society,* septembre 1890.

9 L.

Si les poussées de péritonite partielle n'ont qu'une gravité relative et parfois même jouent un certain rôle dans l'élimination spontanée du fœtus ou dans l'enkystement d'un épanchement hémorragique, les péritonites généralisées sont dans la grossesse tubaire une gravité encore augmentée et a presque toujours un dénouement fatal. Qu'elle soit symptomatique d'une hémorragie tubaire (cas de O'Hara), de l'effraction brusque du contenu du kyste dans le péritoine (cas de Wilson), ou qu'elle résulte de la suppuration du kyste par propagation de voisinage, son pronostic est des plus sévères. Et dans ces cas elle s'accompagne en outre d'accidents septiques particuliers par suite de la décomposition fréquente du fœtus dans les kystes extra-utérins. Aussi, malgré la hardiesse apparente de cette indication, croyons nous devoir la maintenir.

D'ailleurs les travaux de Truc, les résultats de Tait et de Münde Warker, etc., nous ont familiarisés depuis quelques années avec le traitement chirurgical des péritonites aiguës. L'un des cas heureux qui figurent dans la statistique de Tait fut précisément opéré en pleine péritonite. Et si les cas malheureux de Price (1) et de Doléris (2) prouvent la gravité de l'intervention pratiquée dans ces conditions, le principe n'en demeure pas moins admis, étant donné le pronostic fatal des péritonites généralisées durant la grossesse ectopique ou la rétention du kyste et que l'intervention constitue pour la malade la seule chance de salut.

Nous avons tenu à bien préciser en premier lieu ces deux indications auxquelles leur gravité, leur netteté et l'unanimité des auteurs à leur égard assure une place à part.

La plupart des autres sont moins impérieuses, laissent plus

---

(1) Price. *Amer. journ. of Méd. Science.*
(2) Doléris. *(Loco. cit.).*

de délais à l'intervention, sont plus discutées aussi, et, si nous essayons de les caractériser, comme les deux premières, en qualifiant l'intervention qu'elles décident, nous dirons qu'au lieu de forcer à une *intervention d'urgence* elles permettent une intervention *délibérée*. C'est dire que dans ces cas nous aurons à tenir compte d'un autre élément que du seul péril du malade et qu'il nous faudra considérer certaines circonstances dont les plus importantes sont : l'âge de la grossesse, la nature des accidents ou des complications, telles ou telles particularités d'anatomie ou de physiologie pathologique (état de vie ou de mort du fœtus, position, le mode d'insertion ou placenta, etc.).

Combien sont nombreuses les particularités considérées; il suffit de rappeler ce que nous avons dit de la marche, des terminaisons et complications de la grossesse ectopique pour la faire prévoir et établir la nécessité d'une distinction catégorique des divers cas.

Les deux divisions classiques admises dans les terminaisons de la grossesse extra-utérine (1) pourraient servir de base à l'établissement de deux premiers groupes : indications tirées de la rupture du kyste, indication tirée de la rétention. Si dans celle-ci on distingue les cas où l'enfant est mort ou vivant, nous établirions ainsi trois classes de faits :

a). Grossesse extra-utérine compliquée de rupture du sac.

b). Grossesse extra-utérine, enfant vivant.

c). Grossesse extra-utérine, enfant mort.

C'est le groupement récemment établi par Spaeth (2). Cette classification, trop sommaire, réunit sous la même dénomination « rupture du sac » par exemple, des cas qu'il est nécessaire de distinguer; une rupture sans signes généraux, ce que

---

(1) Maygrier. *Loc. cit.*

(2) Spaeth. *Zeit. fur Geb und Gyn.*, 1889.

Janvrin (1) nomme des avertissements ou menaces de rupture, doit être distinguée d'une rupture avec hémorragie grave et celle-ci d'une rupture d'un sac ancien.

La troisième classe est incomplète à moins qu'elle n'ait voulu englober le restant des cas et réunir des faits aussi dissemblables que la mort récente du fœtus et l'élimination d'un vieux kyste.

Plus rationnelle et plus complète est la division de Maygrier. Il étudie d'abord les cas où il y a réellement grossesse et surtout de ce fait que la rupture constitue le grand danger de la grossesse pendant les premiers mois, il divise ainsi son premier chapitre :

a). 1° Traitement pendant les premiers mois de la grossesse ; 2° avant la rupture du kyste et au moment de la rupture.

b). Traitement quand la grossesse est dans sa seconde moitié près du terme ou à terme.

Il désigne sous le nom de cas de rétention tous les cas où le fœtus est mort. L'état du kyste, ouvert ou non, lui fournit une subdivision légitimée par la différence du pronostic et de la technique applicable, et son deuxième chapitre est ainsi disposé :

c). Traitement de la rétention du fœtus mort : 1° quand il n'y a pas d'ouverture du kyste ; 2° quand le kyste s'est fait jour au début.

Cette classification ainsi établie a servi de base aux classifications actuelles, en particulier à celle de Pozzi.

Ayant bénéficié des travaux postérieurs, celle-ci est naturellement plus complète et nous servira de guide ; nous disons seulement de guide. Nous allons déjà nous en écarter pour établir un premier groupe de cas et nous aurons, en particulier en ce qui concerne le traitement avant et au moment de

---

(1) Janvrin, *Brit. med. Journ.*, 1888.

la rupture, nous aurons désormais à établir de nouvelles distinctions.

a). Traitement de la grossesse ectopique avant le cinquième mois et avant la rupture.

Nous prenons comme limite un peu artificielle, le cinquième mois parce que c'est à cette époque que la fréquence des ruptures diminue très sensiblement. D'après la statistique de Parry, complétée par Maygrier, sur 22 cas de rupture il s'en produit avant le cinquième mois, 92 0/0 dans la grossesse tubaire, la plus fréquente et de beaucoup, la seule même admise par Lawson-Tait comme grossesse ectopique primitive. Ces premiers mois constituent donc pour la malade une époque dangereuse et l'indication d'arrêter toute grossesse extra-utérine ne fait doute pour personne.

Insistons une fois de plus sur la terminaison, souvent, presque toujours rapide de cet accident. Tout le monde connaît les faits où le médecin légiste a trouvé dans l'autopsie une grossesse tubaire rompue au lieu des lésions de l'empoisonnement aigu que faisaient soupçonner les symptômes. Dans une statistique portant sur 56 cas de mort par rupture, elle a été subite 16 fois (28 0/0); dans 28 cas exactement soit la moitié (50 0/0) elle est survenue en moins de quelques heures ; dans 43 cas (76 0/0) en moins d'un jour. On voit donc que la marche généralement rapide, presque foudroyante des accidents indique franchement une intervention préventive.

Quelle doit-elle être?

Il y a quelques années encore le choix aurait pu être discuté entre de nombreux moyens. Parmi eux, quelques-uns ne sont déjà plus qu'un souvenir historique et peuvent être rejetés sans examen : la cure de la faim, les saignées copieuses et répétées qui peuvent être dangereuses, les frictions mercurielles, l'iodure de potassium, les injections hypodermiques d'ergotine, moyens tous absolument infidèles; nous rappelons pour mémoire seulement la syphilisation préventive de Barnes.

Deux autres moyens étaient encore discutés jusque dans ces derniers temps : la ponction simple du kyste, l'injection de substances narcotiques. Nous savons déjà pour quelles raisons ces moyens sont repoussés actuellement.

Et deux moyens seulement sont proposés pour remplir l'indication préventive : l'électricité et l'intervention chirugicale, c'est-à-dire la laparotomie.

Les partisans de celle-ci, c'est-à-dire la franche majorité des auteurs sont pour la plupart très catégoriques. Et on comprend cette netteté d'opinion quand on constate le chiffre de la léthalité générale dans la grossesse extra-utérine. Sur **499** cas colligés par Parry, il y a eu 336 morts, soit 62 0/0 dans une statistique de 1888. Hanks (1) sur 51 cas non opérés constate **18** morts soit environ 60 0/0. Rapprochons ce fait des cas de Veit qui, dans 7 cas de laparotomies l'œuf étant intact, a eu cinq guérisons, des cas heureux de Tait opérés cependant après rupture et nous comprendrons la faveur croissante de la laparotomie primitive *(primary)* dans la grossesse au début.

Nous lui laissons le nom que lui a donné Janvrin (2) qui la préconise vivement. « La laparotomie primitive, dit-il, est celle » qui est faite avant toute hémorragie, diagnostic fait, pour » extraire le fœtus ». Elle doit être faite avant le quatrième mois. Kirmisson (3) tout en insistant sur les difficultés du diagnostic à cette période se prononce pour la laparotomie précoce ainsi que Lucas-Championnière. Veit (4), dont nous connaissons

(1) Hanks. *Gyn. Amer. Soc.*, septembre 1888.

(2) Janvrin. *Loc cit.*

(3) Kirmisson. *Soc. obs. et Gyn. de Paris.* 1888

(4) Veit. *Congrès Soc. Gyn. allemande. Fribourg.*

les réserves à propos des interventions après rupture, l'admet également.

Spaeth (1) pose en règle que toutes les fois que la grossesse extra-utérine est reconnue pendant la première période de la gestation, il faut intervenir au plus tôt et chirurgicalement.

Enfin, Jaggard (2), de Chicago, dans une récente réunion de la Société américaine cite dix cas de diagnostic avec intervention avant rupture et conclut en conséquence.

L'objection la plus considérable que l'on puisse opposer à cette manière de voir est tirée de la difficulté du diagnostic, difficulté pratiquement bien établie, puisque sur 70 cas Lawson-Tait n'en a vu qu'un avant rupture.

Ces difficultés ne paraissent pas cependant insurmontables à tous les praticiens, et Price (3), tout en reconnaissant ces difficultés, et que jusqu'ici on ne l'a fait guère avant la rupture, donne ainsi les principaux éléments d'un diagnostic précoce : arrêt des règles et symptômes généraux de la grossesse, douleur particulière, paroxystique, nauséeuse, qui ne ressemble ni à une colique, ni à une crampe, elle disparaît puis revient; une perte sanguine irrégulière, peu colorée, qui renferme des débris muqueux. L'utérus agrandi est rejeté sur le côté par une masse kystique douloureuse.

Une remarque en passant : lorsque le fœtus meurt avant la rupture de la trompe, Price considère le diagnostic comme pratiquement impossible.

Toujours dans le but de parer à cette objection de l'extrême difficulté du diagnostic précoce (*Carly diagnostic*) dans la grossesse ectopique, Reeve (4) en a fait une étude qui le porte à

(1) Spaeth. *Zeitung für Geb. und Gyn.*, 1887.
(2) *Transac. of amer. Gyn. Society Buffalo*, septembre 1890.
(3) Price. *Assoc. amer. des Ob. et des Gyn.*, session annuelle. Washington, 1888.
(4) Reeve. *Amer. jour. of med. sciences*, juillet 1889.

croire que le diagnostic de la grossesse extra-utérine est souvent possible de bonne heure. Il base son établissement sur un ensemble de symptômes qu'il divise de la façon suivante :

1° *Symptômes suggestifs*. — Signes généraux de la grossesse en particulier quand ils surviennent après une longue stérilité. Désordres menstruels, métrorrhagies coïncidant avec des symptômes de grossesse; douleurs pelviennes intenses, coïncidant avec une vive sensibilité dans l'une ou l'autre fosse iliaque et des symptômes d'inflammation.

2° *Symptômes présomptifs*. — L'existence d'une tumeur ayant tous les caractères d'une poche kystique tendue; accroissement constant et régulier de la tumeur. Col utérin entr'ouvert. Utérus repoussé et vide.

3° *Symptômes de certitude*. — Paroxysme de douleur violente et accablante avec symptômes généraux de collapsus.

Expulsion de membranes déciduales.

El. Hanks (1), peut-être bien quelque peu optimiste, affirme que dans 95 0/0 des cas, le diagnostic peut être fait avant le troisième mois.

Cette opinion a été fortement combattue par divers auteurs et Baldy en particulier insiste sur les difficultés réelles du diagnostic malgré quelques-uns des signes donnés.

L'expulsion des membranes déciduales est loin d'être pathognomonique et les douleurs considérées par Reeve comme des signes de certitude sont simplement des signes de rupture. Nous aurons à rapprocher plus tard cette opinion de Baldy d'une indication posée par Janvrin; pour le moment, constatons que l'accord est loin d'être fait sur la fréquence de la possibilité du diagnostic.

---

(1) Hanks. *Loc. cit.*
(2) Baldy. *New-York med. Record*.

Pozzi (1) considère que dans la majorité des cas d'extirpation du sac fœtal avant le quatrième mois il y a eu vraisemblablement erreur du diagnostic, erreur que l'on trouverait souvent indiquée et plus ou moins explicitement dans les observations.

Pouvons-nous espérer que cette question fasse des progrès, maintenant que l'attention est attirée sur ce point?

C'est l'opinion de Janvrin (2) : « Les cas où un diagnostic
» positif a pu être fait sont rares jusqu'ici, parce que la signifi-
» cation des coliques avec le choc et le collapsus n'a pas été
» suffisamment prise en considération.

» Je suis convaincu, que, règle générale, quelques attaques
» (trois ou quatre), ont lieu avant que la véritable rupture du
» sac ne se produise ».

Nous rapprocherons de cette opinion de Janvrin, les résultats fournis par l'étude des ruptures tubaires dans l'hémato-salpinx (3). Dans bon nombre de ces cas de rupture, quelle que fût l'origine de la collection hématique, rétention menstruelle, malformation tubaire, etc., nous avons relevé ces attaques prémonitoires. Aussi, acceptons-nous sous réserve cette opinion de Janvrin que, si dans le cours d'une grossesse extra-utérine avant le troisième mois il survient quelque attaque de ce genre, « il est d'une meilleure chirurgie de laparotomiser de
» suite et d'enlever tout danger, que de se fier à l'électricité ».

Ce dernier mot nous amène à étudier la question actuellement si discutée du choix à faire entre la laparotomie et l'électricité sur le cas des indications que nous venons de donner.

Nous avons déjà cité des opinions des auteurs qui, accep-

---

(1) Pozzi. *Loc. cit*. Traitement de la grossesse extra-utérine.
(2) Janvrin. *Loc. citato.*
(3) Coulom. Thèse, Bordeaux, 1889.

tant l'intervention sous réserve, aussitôt le diagnostic établi, rejettent *ipso facto* le traitement électrique.

Très discutée à son origine, la méthode de Baccheti semblait définitivement rejetée, surtout depuis sa condamnation par Duchenne, de Boulogne. Le Mémoire de Garrigues (1) rappela l'attention sur elle et, approuvé par Gaillard, Lusk, Brunet, l'emploi de la méthode persista malgré, disons-le, des contradictions nombreuses.

Maygrier concluant d'après les faits connus en 1886, conclut « que ce moyen pourra toujours être essayé dans les cas où » on suppose un début de grossesse extra-utérine, puisqu'il est » reconnu, par les nombreux faits de médecins américains, » que ce traitement n'a jamais provoqué chez les femmes » aucun des accidents qu'on avait théoriquement supposés pos- » sibles ».

Depuis lui, on a relevé des accidents dus à l'électricité.

Brothers a eu 2 cas de mort et a cité 4 cas où il y a des symptômes alarmants pendant ou après l'application électrique.

En 1886, Janvrin avait déjà cité à la société Obstétricale de New-York un cas où il avait diagnostiqué une grossesse tubaire à la sixième semaine, et en même temps une attaque douloureuse avec très légère hémorragie. On employa l'électricité dans l'intention de tuer le fœtus et la mort survint avant la septième semaine.

Ajoutons encore que le succès, même après la mort du fœtus, n'est pas définitif et que s'il ne se résorbe pas la malade demeure exposée aux dangers de la rétention et aux complications de l'élimination.

Etant donné l'emploi étendu qu'on a fait de la méthode

___

(1) Garrigues. *Loc. cit.*

électrique en Amérique dans ces dernières années, les quelques accidents notés indiquent les dangers possibles du traitement et les précautions à prendre dans son application, mais ne le contre-indiquent pas absolument.

Quant à la deuxième objection, que le résultat du traitement électrique n'est pas définitif et qu'il laisse la femme exposée à des complications ultérieures, faisons remarquer qu'aucune des suites possibles de la rétention n'a, à la fois, ni la fréquence, ni la gravité de la rupture précoce et que, présentée ainsi, cette objection ne tient pas compte de la résorption du sac après la mort du fœtus, résorption fréquente dans la première période et récemment Kelly (1) de Baltimore, rappelait avec à propos les cas diagnostiqués comme hématocèle simple et guéris spontanément même en dehors de tout traitement.

Etant données ces considérations, nous aurons peut-être quelques réserves à faire au sujet de l'opinion des auteurs pour qui le diagnostic indique l'intervention *de plano*. Une laparotomie est toujours grave. Nous nous attendons à voir apparaître de suite la fameuse série de Tait et ne pouvons que souhaiter aux autres chirurgiens et surtout à leurs opérées qu'il y en ait beaucoup de semblables. En fait, de telles séries sont exceptionnelles. La mortalité générale des laparotomies oscille à l'heure actuelle autour de 10 % et nous savons qu'il ne faut rien rabattre des décès portés dans les statistiques.

Nous n'avons insisté sur les considérations précédentes que pour justifier des réserves que nous ne sommes pas seul à faire d'ailleurs, et nous sommes heureux de pouvoir citer à leur appui quelques opinions émises dans une récente discussion de la Société américaine de Gynécologie (septembre 1890).

---

(1) D'après Baldy. *Transac., Amer. gyn. Soc.*, 1890

Mann, de Buffalo, ne s'oppose à la laparotomie dans aucun cas, si elle est faite par un opérateur expérimenté, mais il soutient que dans ces cas au début l'électricité donne d'aussi bons résultats et personnellement il se prononce en faveur de l'électricité.

Répondant à l'objection qui prolonge la temporisation en face d'une éventualité dangereuse, Kelly, de Baltimore, déclare qu'il préfère encore ce traitement sous condition d'en surveiller attentivement l'effet.

Skeene, de Brooklyn, déclare qu'il faut d'abord essayer le traitement par l'électricité. Pour lui, il n'est pas démontré jusqu'à l'évidence qu'il soit particulièrement dangereux. Il n'enlève pas de chances au traitement chirurgical et ne le rend pas plus difficile. En définitive, il préconise l'électricité et garde la laparotomie en dernier ressort.

Et Wilson, de Baltimore, pose les conditions suivantes :

Lorsqu'on est arrivé au diagnostic, l'électricité doit être employée avant le quatrième mois. Après les trois premiers mois, l'ablation est le seul traitement justifié ; on doit user de l'électricité dans la première période et plus tard employer la laparotomie si elle est nécessaire.

Pour nous résumer, nous poserons ainsi les indications de l'intervention dans la grossesse au début avant la rupture.

1° La laparotomie peut être faite d'emblée au début de la grossesse utérine ;

2° Cependant, s'il n'y a pas d'indication spéciale, il est prudent d'essayer d'abord du traitement électrique (Variis) ;

3° S'il demeure impuissant (un cas de Baldy), il faut procéder à la laparotomie sans prolonger une temporisation dangereuse ;

4° En présence des signes prémonitoires (menaces de rupture, Janvrin), il faut laparotomiser sans attendre de symptômes graves.

b). Indication de l'intervention dans la grossesse au début avec rupture et signes d'hémorragie.

Ce groupe comprend les cas les plus fréquents et dont en même temps les indications sont le plus nettes. Aussi l'accord est-il à peu près unanime et n'aurons-nous pas à établir une discussion aussi minutieuse que pour les cas du premier groupe.

Nous avons déjà donné comme cas d'intervention forcée ceux où la rupture s'accompagne de symptômes généraux graves.

N'y a-t-il pas cependant de distinction à établir?

« Si l'on peut constater la formation d'une hématocèle » limitée, dit Wyder (1), il faudra la traiter comme toute » hématocèle ». Or, à part Lawson Tait (2), personne ne proposerait d'appliquer à une hématocèle la laparotomie d'emblée.

Et dans ces cas mixtes, cas limités, où la gravité de l'état général n'est pas assez marquée pour qu'il n'y ait quelque répit, Veit (3) également fait quelques réserves. Si l'on a la sensation nette d'une tumeur enkystée, dit-il, il y a des probabilités en faveur d'une guérison spontanée et l'on doit, toutes choses étant d'ailleurs prêtes pour la laparotomie, surveiller et attendre.

Nous n'avons qu'à rappeler la part couramment assignée à la rupture tubaire dans la pathogénie de l'hématocèle pelvienne et les préceptes applicables au traitement de celle-ci pour apprécier la légitimité des réserves de Veit.

En conseillant comme lui une surveillance attentive, et en ajoutant que les symptômes généraux fourniront toujours une

---

(1) Wyder. *Arch. fur Gyn. Band*, XXVIII.

(2) Diseases of ovaries, 1885.

(3) Veit. Cong. Soc. Gyn. allem. Fribourg, 1817.

indication plus sûre que les constatations anatomiques, sous ces réserves, disons-nous, nous distinguerons une catégorie de cas de rupture avec hémorragie où la gravité atténuée des symptômes généraux et l'enkystement de l'épanchement justifient l'expectation armée.

Nous devons passer maintenant à l'étude de l'intervention dans la deuxième période ou période fœtale de la grossesse extra-utérine. Il convient de distinguer le cas où l'enfant est vivant, le cas où il est mort.

Dans le premier cas, le désir naturel de sauver à la fois la mère et l'enfant fournit une indication spéciale. Et dans un autre ordre d'idées le danger provenant du fait du placenta et de la circulation placentaire donne une gravité et une difficulté beaucoup plus grande à l'intervention. Il y a donc là toute une catégorie de faits légitimement établis.

De tout temps les avis ont été partagés sur la conduite à tenir. Nous avons exposé dans notre historique, les arguments fournis de part et d'autre.

Ils n'ont été que peu modifiés par les recherches récentes. Disons cependant que l'argument tiré du peu de viabilité de l'enfant, extrait à une époque trop rapprochée de la conception est infirmé par la perfection actuelle de l'élevage artificiel. Nous savons que Tarnier a fait vivre des enfants nés à six mois et chez lesquels « la viabilité naturelle s'est ainsi confondue avec la viabilité légale. »

L'intervention aussi paraît s'être améliorée.

Jusqu'en 1886, des cas colligés par Litzmann, Maygrier, Werth, il résultait que la laparotomie primitive donnait une mortalité de 15 0/0 environ. C'est également le chiffre de Harris (30 cas de 80 à 88); tandis qu'en prenant les cas de 87 et 88 seulement, Werth en trouve neuf parmi lesquels deux seulement se terminèrent par la mort de la femme (22 0/0). En prenant les cas des trois dernières années, Pozzi en trouve 13 avec 4 décès seulement, soit 30 0/0.

Werth (1) attribue cette amélioration dans les résultats de l'intervention à ce fait qu'elle est devenue radicale et qu'on entreprend l'extirpation totale du sac. « Il conseille de ne pas » trop retarder l'intervention parce que, dit-il, ces retards ne » sont que trop souvent l'occasion de manœuvres dangereuses » propres à déterminer l'infection (manœuvres extra-utérines, » cathétérisme, etc.) ».

Picqué (2), partage l'opinion de Werth et « croit devoir se » rallier sous réserves à la pratique qui consiste dans l'abla- » tion successive du contenant et du contenu, opération qui ne » saurait présenter avec un bon outillage hémostatique de » sérieuses difficultés et soustrait la malade aux chances pro- » bables d'infection ».

Contry, Duncan (3), Montgomery, Kirmisson maintiennent les droits de l'expectative.

On peut dire *grosso modo* que la mortalité maternelle tombe de moitié dans le cas de laparotomie pour rétention du fœtus mort.

Quelles que soient les objections tirées de l'incertitude du délai pour s'assurer de l'arrêt de la circulation placentaire, des dangers de la temporisation, etc., il y a là un fait à retenir.

Il est vrai que les statistiques actuelles ont abaissé à ce taux la mortalité de la laparotomie primitive, mais elles portent encore sur bien peu de cas. Est-il bien légitime de suppléer à l'absence de faits suffisamment nombreux par des considéra-

---

(1) Werth. Congr. soc. gyn. all. Fribourg, 1890.

(2) Picqué. *In Annales gynécol.*, octobre 1890.

(3) Duncan. Lectures on extra-utérin. pregnancy. *The Lancet*, 1889.

tions théoriques tirées de la rigueur plus grande de l'antisepsie actuelle ou des derniers perfectionnements de l'outillage hémostatique ? Pozzi n'hésite pas à suivre cette voie et tranche résolument la question de l'intervention primitive par l'affirmative. « On ne doit plus, dit-il, hésiter à pratiquer la laparotomie primitive avec l'espoir de donner les deux existences ». Il faut bien reconnaître que cette opération résume les tendances actuelles de la majorité des chirurgiens. Nous nous bornons à les constater tout en croyant cependant qu'une pratique plus étendue les justifiera.

Si on se décide pour l'intervention primitive, quand et comment faut-il y procéder ?

L'opération, malgré ses dangers, étant entreprise surtout dans le but de sauver les deux existences il faudra tenir grand compte de cette circonstance que l'enfant sera d'autant plus viable que l'opération aura été faite à une époque plus rapprochée du terme. La temporisation n'offre plus de dangers aussi pressants que dans la période embryonnaire et sauf le cas d'une indication intercurrente (douleurs violentes, rupture, etc.), rien ne s'oppose à l'attente de propos délibéré.

Pour la même raison que nous donnions plus haut, il ne faut pas attendre les symptômes du faux travail, non tant, fait remarquer Maygrier, à cause du danger de la rupture du kyste que pour les dangers que court la vie de l'enfant à ce moment.

On opérera entre huit mois et huit mois et demi (Frænkel) (1), le précepte est souvent rendu difficile à obtenir par l'incertitude de l'origine de la grossesse.

Comme le recommande Frænkel (2), il faudra se baser sur

---

(1) Frænkel. *Loc. cit.*
(2) Frænkel. *Breslauer. Aertz. Leists. chr.*, 1882, n° 7.

l'examen extérieur du fœtus, son volume, etc. La date des premiers battements du cœur, si leur apparition a été surveillée, des premiers mouvements, servira encore de base à l'appréciation. En tout cas il faudra se souvenir de la marge que donnent le couvage et le gavage à la viabilité infantile et se décider plutôt trop tôt que trop tard.

Le moment de l'intervention venu, quel procédé faut-il adopter ?

De bonne heure les accoucheurs avaient signalé le danger considérable que l'hémorragie du placenta peut provoquer pendant l'intervention. Aussi l'opérateur doit-il tout disposer pour pouvoir s'en rendre maître et les plus grandes facilités qu'offre la laparotomie pour les manœuvres hémostatiques fournissent un bon argument en sa faveur. Pour la même raison, la pratique actuellement recommandée de l'ablation totale du sac est une indication pour la laparotomie qui demeurera l'opération de choix dans l'intervention primitive.

N'est-il pas cependant des cas où l'élytrotomie est préférable comme voie d'extraction du fœtus vivant?

Les recherches de Trachet (1) et de Hermann (2) nous fournissent une réponse à ce sujet.

Trachet insiste sur la possibilité de reconnaître l'insertion abdominale du placenta, par la perception d'un bruit de souffle isochrone au pouls maternel. Frænkel avait déjà proposé la ponction.

Hermann, dans un travail basé sur l'examen de 33 cas, conclut à l'extraction du fœtus vivant par la voie vaginale dans les conditions ci-après. L'une vise la présentation du fœtus, l'autre le mode d'insertion du placenta.

---

(1) Trachet. *Arch. de Tocologie*, 1888.
(2) Hermann. Obs. Soc. of London, nov., 1887.

Quand le fœtus se présente par la tête, le siège ou les pieds de telle manière que son extraction puisse se faire sans qu'il soit nécessaire de faire la version et que l'engagement est marqué, il faut faire l'élytrotomie. Il va sans dire que si même dans ce cas on trouvait le placenta à l'examen vaginal, il faudrait renoncer à l'élytrotomie.

De plus, si de l'examen vaginal et de la minceur des parties interposées entre le doigt et le kyste fœtal il ressort que le placenta n'est pas inséré dans cette région ; si, d'autre part, on n'est pas assuré qu'il ne s'insère pas sur la paroi abdominale, il faudra préférer l'élytrotomie à la gastrotomie. Dans les autres cas, la laparotomie demeure l'opération de choix pour l'extraction de l'enfant vivant.

Nous renvoyons au manuel opératoire pour les détails de l'opération et en particulier pour la conduite à tenir à l'égard du placenta.

c). Il nous reste maintenant à étudier l'intervention dans les cas de rétention du fœtus mort.

Nous serons bref dans cette partie de notre tâche.

Ici les indications ont été formulées dès longtemps et ne fournissent guère matière à vues nouvelles.

En ce qui concerne en particulier l'intervention dans le cas de *fœtus mort récemment,* l'opinion est presque unanime. Litzmann, Wert, Montgommery, Tarnier et Budin, Maygrier, Pinard, etc. (1), se prononcent pour l'expectation temporaire toujours sous la réserve que l'expectation sera attentive et le chirurgien prêt à intervenir si besoin est.

Le délai dans ce cas a pour but de laisser à la circulation placentaire le temps de s'arrêter et d'éviter ainsi l'hémorragie soit au moment de la section, soit pendant le décollement.

---

(1) V. Kiskeey. *Amer. Jour. of obstet.* 1885.

Malgré quelques cas aberrants, la plupart des auteurs fixent de 2 à 5 mois le temps nécessaire à l'oblitération totale ou du moins à une oblitération suffisante pour diminuer les dangers de l'hémorragie. Cependant Pozzi conclut à l'intervention immédiate. Il y conclut encore dans les cas où *l'enfant est mort depuis longtemps*, où la tolérance est établie et où la transformation heureuse en lithopédion est en train de se produire.

Comme dans le cas précédent, il se base sur les dangers que fait courir à la femme la présence du fœtus ectopique, dont la tolérance, pour longue qu'elle était été, demeure toujours précaire. Il insiste notamment sur la suppuration du kyste, la péritonite, etc.

Nous reconnaissons, avec tous les auteurs, la valeur de ces indications; mais faut-il systématiquement les devancer? Nous ne le croyons pas et nous pensons que l'intervention n'est pas indiquée dans les deux cas que nous venons d'étudier. Dans le premier, *enfant mort récemment*, parce que les dangers possibles de l'attente (péritonite, suppuration intercurrente) sont hors de proportion avec ceux très certains de l'hémorragie placentaire; et dans le second cas, *fœtus mort depuis longtemps et bien toléré*, parce que les risques immédiats de l'opération sont encore supérieurs à ceux d'une complication possible mais hypothétique. Disons de suite que ces cas de rétention sans accidents sont rares. Le plus souvent, nous l'avons déjà vu, la rétention du kyste s'accompagne d'accidents, qu'il soit ou non ouvert.

Dans la *rétention sans ouverture du kyste,* les accidents péritonéaux ou septiques tiennent la première place et nous avons déjà donné les règles de l'intervention dans les cas de péritonite généralisée.

Les diverses formes de septicémie donnent lieu également à l'intervention chirurgicale. Quant à la forme de l'intervention, elle ressort à des considérations anatomiques. Suivant la proéminence du kyste dans l'abdomen ou l'excavation on choisira la laparotomie ou l'incision vaginale.

On a signalé quelques cas rares de complications dans la rétention du kyste : hydrammios (Depaul); occlusion intestinale (Chevalier), (Œttinger) ; ils fournissent également des indications opératoires.

Et enfin, en dehors de tout accident dramatique, la rétention sans ouverture du kyste peut s'accompagner d'une déchéance de l'état général et de douleurs locales assez vives pour que ces accidents réunis réduisent la malade à l'invalidité confirmée. Il y a là également une indication légitime.

La *suppuration du kyste avec ouverture et élimination* fournit l'indication de favoriser l'élimination et de parer aux accidents secondaires qui ont pu l'accompagner (fistules vaginales, vésico-vaginales, recto-vaginales, rétrécissements du rectum ou de l'intestin, etc.)

Nous n'avons qu'à mentionner ces indications dont la première seule est spéciale à notre sujet et ne comporte d'ailleurs rien de particulier dans l'intervention consécutive.

CHAPITRE V

MANUEL OPÉRATOIRE

Nous venons de poser aussi complètement que possible les indications des deux grandes opérations qui, à notre avis, doivent être dirigées contre la grossesse ectopique; nous aurons donc à déterminer dans le chapitre présent comment on doit pratiquer ces deux opérations, en insistant surtout sur les quelques particularités très intéressantes qu'elles peuvent présenter dans les cas qui nous occupent.

1° *Laparotomie.* — Pratiquée *dans les quatre premiers mois*, alors qu'il n'y a pas eu de rupture, cette opération n'offre rien de spécial, et pour la pratiquer, on devra se conformer aux règles précises qui régissent aujourd'hui la pratique des interventions abdominales. Un point sur lequel ont insisté tous les auteurs doit cependant être signalé, c'est le danger d'hémorragie si l'on rompt le kyste fœtal dans les efforts de libération (Doléris, Czempin, Tait, etc.). Dans ce cas, on devra, comme le conseille Lawson Tait, ne pas perdre de temps à placer des ligatures isolées; on serrera fortement le pédicule entre les branches d'une pince longue et l'on procédera rapidement à l'extraction du kyste.

Si, comme dans le cas de M. le professeur Demons, la tumeur développée entre les deux feuillets des ligaments larges n'est que difficilement pédiculisable, on devra procéder à sa décortication : pour ce faire, dans un point peu vasculaire, ou le moins vasculaire de la paroi, on fera une incision à la séreuse suivant le grand axe de la tumeur; on décollera rapidement en jetant des pinces sur les vaisseaux sectionnés, et l'on arrivera bientôt sur le pédicule vrai, tubaire, qu'on liera suivant les procédés connus.

L'hémorragie profuse donnée par le placenta est maîtrisée par son extirpation immédiate (Pozzi).

Le pédicule aseptisé sera réduit et abandonné dans l'abdomen ; après un lavage péritonéal consciencieux, on pourra se dispenser de faire du drainage et suturer complètement la paroi.

La plupart des auteurs veulent, à cette époque de la grossesse, qu'on enlève le kyste avec son placenta (Tait, Picqué, etc.). Cependant, Duncan, craignant l'hémorragie placentaire, conseille d'extraire simplement le fœtus, et après ligature aseptique du cordon, d'abandonner le placenta qui, désormais inutile, s'atrophiera et se résorbera peu à peu. Cette conduite sage, pourra être imitée dans le cas de fœtus déjà volumineux, ou lorsque des adhérences trop serrées rendront les manœuvres de décortication par trop difficiles ou dangereuses. Dans ce cas, bien entendu, on devra établir un bon drainage abdominal, quelquefois même vaginal, de façon à permettre au placenta de s'éliminer au dehors.

Lorsque le chirurgien aura à faire une laparotomie d'urgence à la suite de la rupture d'une grossesse tubaire, il devra se hâter, sans se départir cependant d'aucune des précautions prescrites et suivre la technique formulée par Tait : « Inciser » l'abdomen, aller directement au siège de l'hémorragie, lier » en masse, ne pas s'attarder dans l'application de ligatures » isolées, supprimer la masse liée, enlever soigneusement tous » les débris et placer un tube à drainage. »

Si pour les raisons que nous indiquons plus haut le placenta continuait à donner du sang, on pourrait essayer d'arrêter l'hémorragie en saupoudrant le délivre, comme le conseille

Freünd, avec un mélange de tannin et d'acide salicylique. Comme ce chirurgien, d'ailleurs, on ne devra pas, croyons-nous, accorder à ce procédé'une confiance illimitée ; en cas d'insuccès, on pourra bourrer le péritoine de tampons iodo-formés que l'on laissera en place deux ou trois jours. Ce procédé constitue encore un mode de drainage assez bon. Cependant il est juste de faire remarquer que, au lieu de faire une sorte d'aspiration capillaire des liquides péritonéaux, la gaze iodoformée s'imbibe simplement de ces liquides ; au bout de 48 heures environ, l'imbibition étant complète, au lieu d'un drain perméable on se trouve avoir à la place un tampon qui ne laisse plus passer les liquides, d'où rétention qui se traduit par une légère élévation de température. De là la nécessité de surveiller attentivement ce mode de drainage, de l'enlever au troisième jour ; la température retombe de suite à la normale, la petite plaie qui livrait passage au drain se cicatrise très rapidement.

A partir du cinquième mois, le placenta plus volumineux, les adhérences plus solides, enfin la suppuration assez fréquente du sac offrent de nouvelles sources de dangers et entraînent naturellement des modifications dans le mode opératoire. Nous aurons donc à rechercher maintenant dans la pratique des chirurgiens quelle est la conduite à tenir en face des différentes dispositions anatomiques que peut présenter la grossesse ecto-pique. Nous ne nous occuperons tout d'abord que de la gros-sesse tubaire ou abdominale pour revenir plus tard sur les cas particuliers ou rares que l'on peut avoir à traiter.

Nous n'avons, d'ailleurs, nullement la prétention d'édicter des règles précises applicables à tous les cas ; le chirurgien devra toujours, s'inspirant des circonstances, être prêt à modifier sa technique suivant les indications tirées de l'examen direct des organes à enlever.

Deux grands procédés se sont partagés la faveur des chirurgiens qui ont eu à opérer après le cinquième mois, les uns voulant laisser le sac et le placenta dans l'abdomen, les autres conseillant au contraire de tout enlever chaque fois qu'il serait possible de le faire. Il semble, d'après la lecture des observations, que chacun ait préconisé la méthode qu'il s'est vu dans l'obligation d'appliquer et que l'on devra désormais laisser ou enlever le sac, suivant l'état dans lequel le trouvera l'opérateur.

On devra conserver le sac : 1° lorsqu'on s'est assuré que son ablation, en raison des adhérences trop solides qu'il présente, offre de trop grandes difficultés ; 2° lorsqu'on a affaire à un kyste suppuré que l'on a rompu dans les manœuvres d'enucléation ; 3° lorsqu'on ne peut se rendre maître d'une hémorragie placentaire inquiétante que par le tamponnement ; 4° lorsque le placenta est adhérent à l'utérus ou à des organes qui ne peuvent être enlevés (Braithwaite) ; 5° lorsque l'examen des connexions du sac aura démontré que, pour une raison ou pour une autre, il ne peut être enlevé en totalité.

Voici, d'après Pozzi, la technique opératoire à suivre dans ces cas : un procédé recommandable consiste à tamponner la plaie avec de la gaze iodoformée et à remettre jusqu'au lendemain l'ouverture du kyste qui se trouve alors uni à la paroi abdominale.

S'il était urgent d'agir, on procéderait avant l'ouverture du sac à la réunion exacte des téguments par une rangée de sutures. En plaçant les sutures pour unir le sac à la paroi abdominale, il faudra avoir soin de ne pas pénétrer dans l'intérieur de la poche, mais de faire cheminer l'aiguille seulement dans les couches superficielles. Le sac ouvert, le fœtus retiré par les pieds et le cordon coupé entre deux ligatures, on nettoiera la cavité avec la solution de sublimé à 1/2000, ou de préférence avec la solution saturée de naphtol. On explorera la profondeur du sac, et, si elle est voisine du cul-de-sac vaginal, on introduira un tube en croix dont la longue branche passera par le cul-de-sac postérieur. Le placenta sera momifié à l'aide d'un mélange de poudre de tannin et d'acide salicylique (Freünd), ou avec de la poudre de benzoate de soude (Werth). On maintiendra dans la poche des bandelettes de gaze iodoformée et on veillera à ce qu'il ne se fasse aucune accumulation de liquides. La guérison a lieu lentement par granulation, le placenta se détache par lambeaux.

Cette méthode qui doit rester une méthode de nécessité, doit, chaque fois qu'il sera possible de le faire, céder le pas à la deuxième qui consiste à enlever le sac avec le fœtus qu'il contient. Les statistiques de Maygrier et de Werth avaient donné un nombre à peu près égal d'insuccès pour les deux procédés, 35 0/0.

Plus tard Werth, rassemblant les cas publiés, a trouvé 2 cas de mort sur 9 opérations faites avec ablation du sac, et en 1890, Pozzi a recueilli 18 observations d'extirpation du sac avec 16 guérisons, un résultat inconnu, une mort, soit un décès sur 17 cas, soit une mortalité de 6 0/0 environ. Cette amélioration dans les résultats de l'opération ne peut être évidemment due qu'à un perfectionnement croissant de la technique opératoire. Cette dernière d'ailleurs se rapproche beaucoup de celle suivie dans l'ovariotomie, et comme elle, elle a largement profité de toutes les améliorations apportées depuis quelques années à la chirurgie abdominale. Nous indiquerons rapidement le procédé en pareille circonstance.

1° L'incision de la paroi abdominale n'offre rien de particulier.

2° Ouverture du sac en évitant les vaisseaux : bien s'assurer avant de procéder à cette ouverture par la palpation, au besoin par l'auscultation (battements isochrones au pouls de la mère, dans le cas de fœtus vivant) que le placenta ne se trouve pas sous le bistouri.

3° Extraction du fœtus par les pieds, en pratiquant une vraie version podalique; on pourra avoir à se servir de pinces, ou même de vrais forceps, si besoin est.

4° Ablation du sac, comme pour un kyste ovarique. Se méfier toujours, et à ce moment surtout, de l'hémorragie placentaire, surtout quand on manœuvre près du placenta.

Si le fœtus est vivant, avant de procéder à l'extraction du sac, on aura sectionné le cordon entre deux ligatures.

5° Hémostase par des ligatures, au besoin le tamponnement iodoformé. Désinfection soigneuse de la plaie. Drainage avec un tube en caoutchouc par la paroi et le vagin pour peu que l'on doute de son hémostase ou de l'asepsie parfaite du champ opératoire.

Pansement antiseptique, tampon vaginal iodoformé.

Dans quelques cas particuliers, on sera obligé d'abandonner quelques fragments du kyste trop adhérents aux organes voisins (intestin) ; d'autres fois, on devra, le fond du kyste étant par trop adhérent, faire la marsupialisation de la poche, c'est à-dire réséquer la plus grande partie possible des parois du kyste, puis suturer à la paroi ce qui en reste, de façon à isoler sa cavité de l'intérieur du péritoine.

Comme l'ont fait plusieurs auteurs avec succès (Kœberlé, Salin, Werth, Saüger, Wiener), on pourra être amené à pratiquer l'hystérectomie pour une grossesse développée dans une corne utérine rudimentaire, ou bien, lorsque comme dans le cas d'Hofmeir (déjà cité), l'utérus fait partie du foyer septique. La technique opératoire dans ces cas n'offre rien de particulier, il est absolument inutile d'y insister.

Enfin, on peut avoir affaire à un kyste fœtal suppuré. Si le pus ne s'est pas fait jour à l'extérieur, l'opération sera faite comme plus haut en prenant les plus grandes précautions pour que le pus, toujours plus ou moins infect, ne tombe pas dans la cavité abdominale; on devra surtout faire avec soin, si possible, la suture du kyste à la paroi avant l'ouverture de la poche. Dans la grande majorité des cas, le sac trop adhérent ne pourra être enlevé, on devra le traiter comme il a été dit plus haut, on fera un drainage séreux abdominal et vaginal, si la situation du kyste le permet.

Si le kyste communique avec l'extérieur par une fistule au travers de la paroi abdominale, on pourra soit dilater l'orifice avec des tiges de laminaire, soit au bistouri conduit prudemment sur la sonde cannelée, drainer et laver largement; enlever prudemment les débris de squelette qui se présentent à l'orifice. Pendant plusieurs jours, jusqu'à oblitération complète de la poche, on fera plusieurs fois par jour des lavages antiseptiques; par ces moyens, on obtiendra le plus souvent une guérison complète dans un temps variable, mais souvent assez long. En effet, sur 35 faits de kystes fœtaux anciens suppurés, réunis par Pozzi, 3 seulement furent suivis de mort.

2° *Elytrotomie*. Nous avons vu, dans le chapitre précédent, dans quelles conditions le fœtus devait être extrait par la voie vaginale; nous rappelons que la condition essentielle de la possibilité de cette intervention réside dans la situation du sac au voisinage du cul-de-sac de Douglas, et dans l'éloignement au contraire du placenta de ce même cul-de-sac. Disons cependant que pour Pozzi, le voisinage immédiat du placenta ne constitue pas une contre indication absolue.

Nous décrivons les différents détails de l'opération d'après les indications données par Pozzi, Kaltenbach, Pinard; nous mettrons encore à contribution le travail du docteur Melon (1)

(1) Melon. Th. de Bordeaux, 1888.

sur le traitement de l'hématocèle péri-utérine par l'incision vaginale.

Le vagin ayant été désinfecté soigneusement depuis plusieurs jours, la femme sera anesthésiée et placée dans la situation obstétricale. On devra explorer avec soin le cul-de-sac postérieur de façon à bien chercher le point ou les points où on ne sent aucune pulsation ; c'est là que devra porter l'incision. Pour l'incision du vagin que l'on pourra faire avec le bistouri, M. Pinard conseille d'user du bistouri et non du thermo-cautère ; nous recommandons avec Zweifel (1) de faire d'abord avec un bistouri ordinaire une incision transversale de 2 centimètres et demi sur le point culminant de la tumeur. On incisera couche par couche de façon à pouvoir, à mesure qu'on avance dans la profondeur, presser les petits vaisseaux qui donnent du sang. L'incision à la paroi terminée, on peut l'agrandir avec le bistouri boutonné, temps parfaitement inutile, si l'on a eu soin de ne pas encore pénétrer dans la poche. A plus forte raison rejettera-t-on tous les couteaux à deux branches analogues aux lithotomes et qui ont été proposés pour remplacer le bistouri boutonné, en particulier le métrotome à lame cachée de Simpson.

Pinard veut, au contraire, que l'on ponctionne en même temps au bistouri vagin et kyste, de façon à pénétrer d'emblée dans ce dernier. Une boutonnière étant ainsi pratiquée, le doigt introduit par cette ouverture rendra compte de la région fœtale qui se présente, si ce diagnostic n'est pas déjà fait.

Puis on agrandira l'incision. Dès que les doigts peuvent être introduits en cône, il sera bon d'agir comme les anciens accoucheurs qui dilataient l'orifice avec la main, en usant de la plus grande lenteur.

---

(1) Zweifel. *Arch. fur. gyn.*, 1884.

Il faut alors procéder à l'extraction ; si le fœtus est vivant, on le retirera par les pieds ou par la tête en faisant une application de forceps ; s'il est mort (et c'est le cas le plus fréquent) il faudra réduire les différentes parties qui se présentent dès que l'on éprouvera la même difficulté.

Il faut bien se garder de trop tirer sur les membres du fœtus, de crainte des adhérences de ce dernier s'il est adhérent, après en avoir supprimé la plus grande partie et abandonner le reste dans la cavité.

Le cordon sera coupé à la vulve ; on ne devra pas chercher à extraire le placenta, encore moins ne devra-t-on pas faire du curetage digital et instrumental pour aller l'enlever. Ce serait là une manœuvre éminemment dangereuse ; on risquerait fort de perforer la paroi du kyste et de pénétrer dans l'abdomen.

Le fœtus extrait, on se conduira différemment suivant qu'il y a ou non hémorragie. Dans les cas où l'écoulement du sang est nul ou insignifiant, on placera dans la cavité un long tube en caoutchouc dont l'extrémité interne offrira une disposition en croix, dont l'extrémité externe, dépassant la vulve sera enveloppée dans un tampon de gaze iodoformée. Même tampon vaginal (Pozzi). On pourra mieux encore placer dans la poche deux tubes accolés en canon du fusil, l'un servant de tube d'amener pour les liquides antiseptiques injectés, l'autre de tube de sortie. Cette pratique nous semble fort recommandable (Melon) ; de cette façon on évitera une accumulation trop grande de liquide dans la poche, qui souvent assez faible pourrait se rompre sous l'effort de la poussée excentrique de ce liquide ; on assurera des lavages plus faciles et plus abondants, et on se mettra ainsi dans les meilleures conditions possibles pour se trouver à l'abri de la complication la plus redoutable de cette méthode, la résorption purulente. On pourra employer pour ces lavages soit le sublimé, soit l'acide phénique ; nous

donnerions volontiers notre préférence aux irrigations alterna-
tives de ces deux substances, pour se mettre sûrement à l'abri
de l'intoxication. A mesure que la cavité kystique diminuera
de profondeur, on raccourcira les drains, et on n'aura plus
besoin au bout d'un certain temps que de pratiquer des lavages
vaginaux.

S'il se produit une hémorragie de quelque importance, on
sera obligé de tamponner la poche à la gaze iodoformée ; si ce
moyen ne suffisait pas, on pourrait à l'extrême rigueur recourir à la laparotomie qui permettrait de porter directement une
ligature ou un agent compresseur sur les vaisseaux ouverts.
On rencontrera d'ailleurs rarement une pareille hémorragie
puisque, nous l'avons vu, l'élytrotomie ne doit être faite que
pour des fœtus morts au moins depuis deux mois.

CONCLUSIONS

I. L'étude historique du sujet nous montre l'extension sans cesse croissante des indications chirurgicales dans la grossesse extra-utérine.

II. L'intervention chirurgicale est forcée et doit être faite d'urgence dans les deux cas suivants :

a. *Rupture avec hémorragie et symptômes généraux graves.*

b. *Rupture ou suppuration avec signes de péritonite généralisée.*

Voici les règles générales applicables aux autres cas, cas d'intervention délibérée.

a. *Grossesse avant le cinquième mois, avant la rupture.* — On peut intervenir légitimement aussitôt le diagnostic établi. Il est plus prudent cependant d'essayer le traitement électrique.

b. *Grossesse avant le cinquième mois au moment de la rupture.* — Nous avons déjà parlé de la rupture avec hémorragie et signes graves.

Dans la rupture sans signes graves on ne doit opérer qu'après un diagnostic ferme.

Dans la rupture sans signes graves, si on reconnaît une hémorragie, il faut traiter le cas comme une hématocèle simple c'est-à-dire s'abstenir (Wyder *contrà* Lawson-Tait).

c. *Grossesse extra-utérine après le cinquième mois.* — Hors les cas d'indication *vitæ;* l'intervention est contre-indiquée dans les cas d'enfant vivant ou d'enfant mort récemment. On peut intervenir après un délai de trois mois.

d. *Kyste ancien.* — Si le kyste est totalement indifférent il n'y a pas lieu à intervention. Les accidents de rétention quels qu'ils soient la légitiment.

Dans les cas de kyste ancien l'intervention en vue d'élimination n'est que partielle et a pour but de la favoriser.

La laparotomie est d'ordinaire l'opération de choix. C'est l'opération de nécessité quand on a l'hémorragie pour objectif.

L'élytrotomie est surtout indiquée par l'engagement du fœtus, la présence du placenta au niveau de la paroi abdominale, la proéminence du kyste dans le vagin.

III. Le manuel opératoire ne comporte pas de conclusions générales. Signalons cependant la tendance générale à l'extirpation totale dans les interventions pour grossesse ectopique.

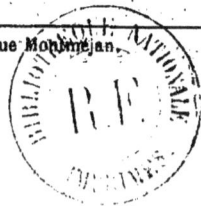

15,043. — Bordeaux, Vᵉ Cadoret, impr., 17, rue Montméjan.

www.ingramcontent.com/pod-product-compliance
Lightning Source LLC
Chambersburg PA
CBHW071529200326
41519CB00019B/6124